ポケット介護

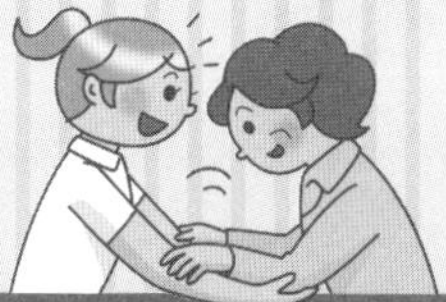

［見てわかる］介護の技術

自立につなげる動作と声かけ

日本キャリアパスアカデミー
著

技術評論社

※ 本書の撮影は十分な感染症対策を行ったうえで行いました。

※ 本文中のBM1 BM2～BM9 のアイコンは、10ページで紹介している「ボディメカニクスの原理」と対応しています。

はじめに

本書は、単純な介護技術ではなく、利用者の有する力（潜在的な能力も含めて）を活用する、あるいは引き出す視点に立った介護技術を掲載しています。

本編の前に、自立につながる介護に関連するキーワードをいくつかご紹介しましょう。

●健康日本21

「健康増進法」に基づき、国民の健康増進の推進に関する基本的な方向や、それらの目標に関する事項などを定めた「国民の健康の増進の総合的な推進を図るための基本的な方針（平成15年厚生労働省告示第195号）」は、2013年度から新たな10年計画へと移っています（「健康日本21（第2次）」）。

●健康寿命の増進と環境整備

「健康日本21（第2次）」では、国民の健康の増進の推進に関する基本的な方向の中で、「社会生活を営むために必要な機能の維持及び向上」や「健康を支え、守るための社会環境の整備」の取り組みを掲げています。

●高齢者の健康

高齢者に関することでは、認知症やロコモティブシンドローム（運動器症候群）への認識を高めることや、高齢者の就労、さまざまな地域活動への関わりを増やす目標を掲げています。

●高齢者の自立支援

目標の実現に向けて、高齢者がその人らしく、地域とつながりながら生き生きと生活できるようにするために、多角的な自立支援を行うことが求められます。

つまり、高齢者が行う食事、入浴、排泄、移乗、移動、更衣、整容などを支援者が全面的に介助する、利用者の有する力を引き出す支援というものが、より良いサービスということになります。

介護をする側が合理的に行える技術に加え、介護を受ける側の自立に向けた合理性も含めた方法を習得する一助として、本書を活用いただければ幸甚です。

2021年3月　　日本キャリアパスアカデミー

第1章 体位変換

第2章 移動・移乗

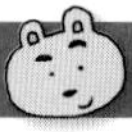

第3章 衣服の着脱・整容

第4章 食事・口腔ケア

第5章 入浴・排泄

介護の基礎知識 ❶
主な体位

体位とは、体の姿勢や状態のことです。まっすぐ立っている状態を「立位《りつい》」、座っている状態を「座位《ざい》」、寝ている状態を「臥位《がい》」といいます。座位と臥位にはいくつかの姿勢があり、安静を保つときや車いすへの移乗のときなど、体の状態や目的に応じて、適切な姿勢をとります。

臥位

◉仰臥位《ぎょうがい》

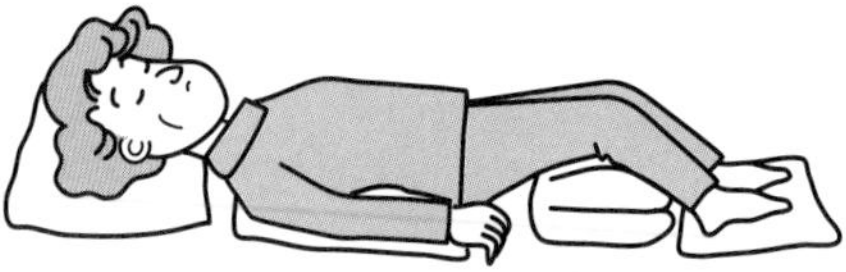

仰向けに寝た状態で、安静に適しています。

◉側臥位《そくがい》

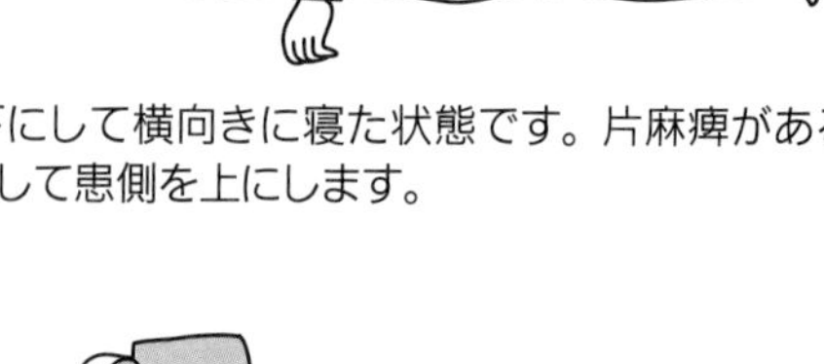

右または左を下にして横向きに寝た状態です。片麻痺がある場合は、原則として患側を上にします。

◉腹臥位《ふくがい》

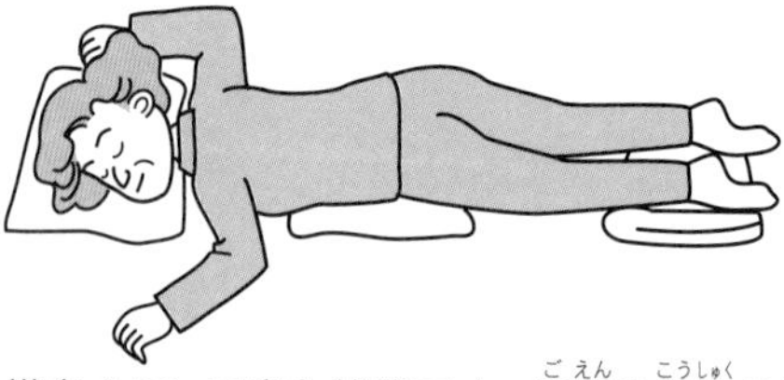

うつ伏せで顔を横向きにして寝た状態です。誤嚥《ごえん》や拘縮《こうしゅく》の予防などに適しています。

座位

◉長座位《ちょうざい》

両足を伸ばして、上半身を90度起こして座る姿勢です。

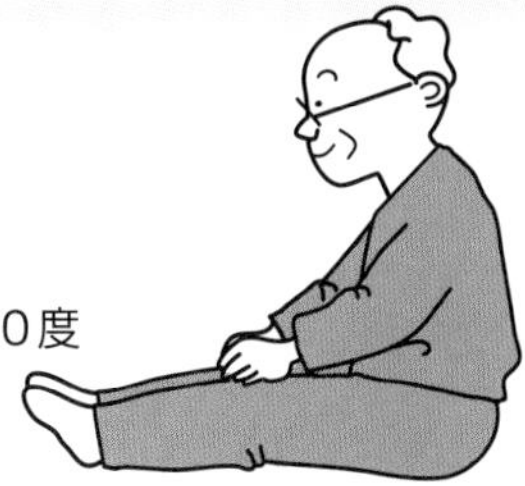

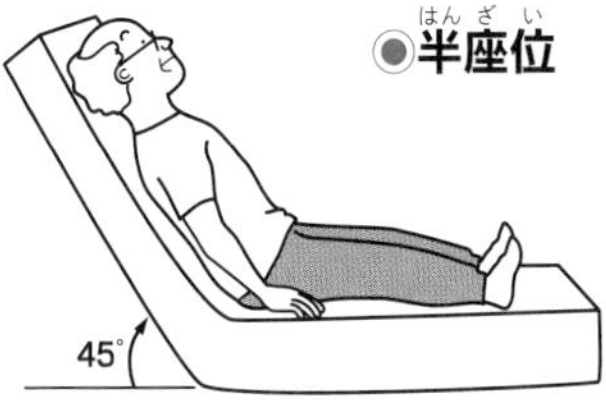

◉半座位《はんざい》

仰向けに寝た状態から、上半身を45度くらい起こした姿勢で、「ファーラー位」ともいいます。上半身を15～30度起こした姿勢は「セミファーラー位」といいます。

◉端座位《たんざい》

ベッドなどの端に腰をかけて、足底を床につけた姿勢です。

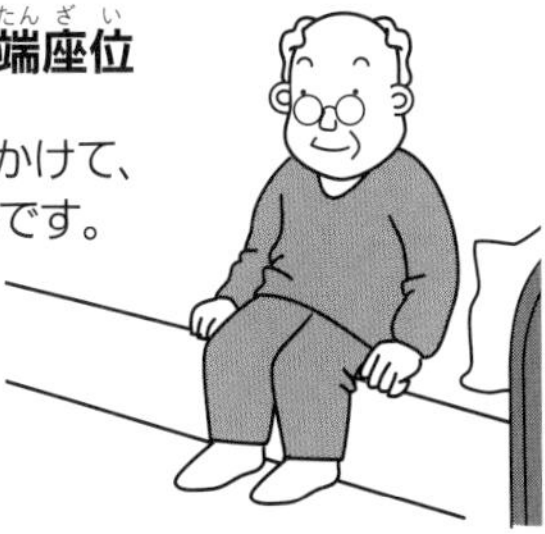

◉起座位《きざい》

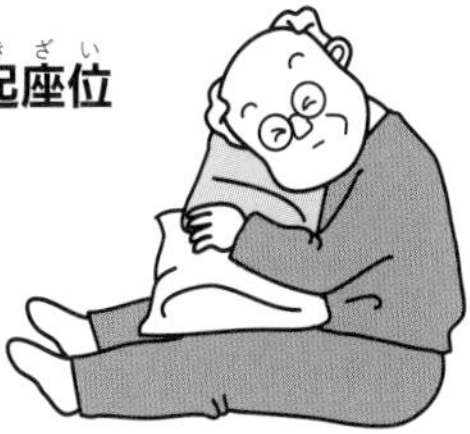

上半身を90度起こし、前に置いたテーブルやクッションなどにもたれた前かがみの姿勢です。

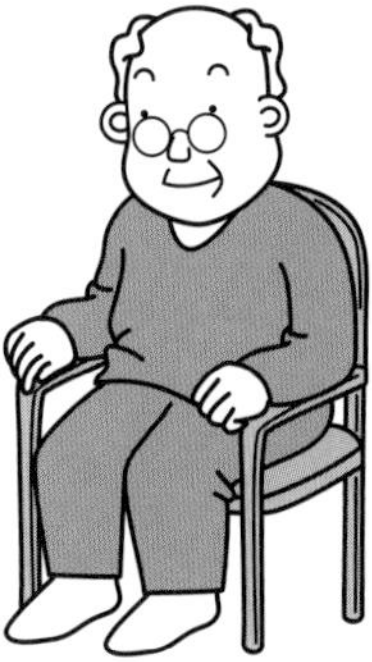

◉椅座位《いざい》

いすに腰かけて、足底を床につけた姿勢です。

ボディメカニクスの原理

少しの力で大きな力を発揮できる介護技術で、利用者の安全や介護者の負担軽減につながります。

BM1 支持基底面積を広くとる

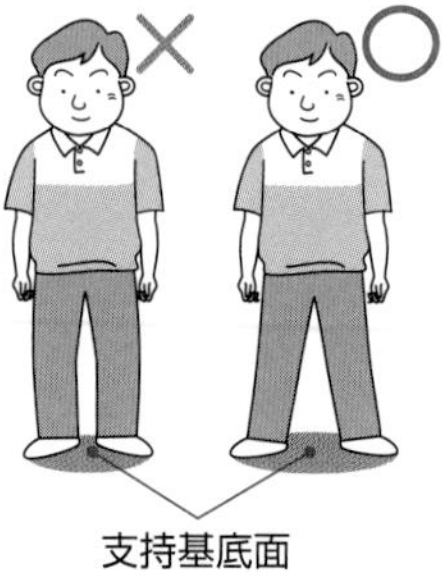

足を肩幅くらい開いて足元の面積を広くし、その中に重心をおくようにすると安定します。

BM2 重心を低くする

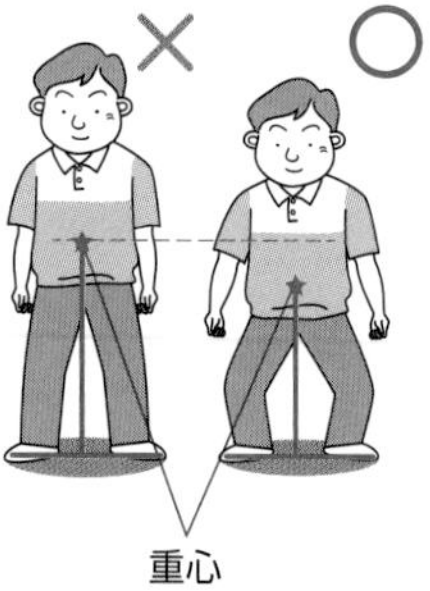

膝を軽く曲げて腰を落とすと、重心が低くなって安定します。

BM3 利用者にできる限り近づく

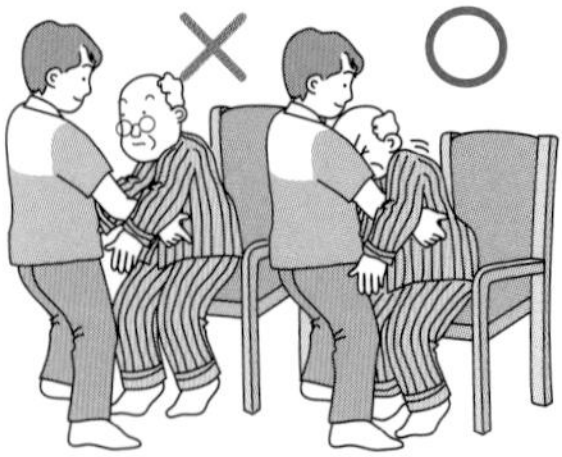

利用者に近づくことで重心が近づき、より安全に介助できます。

BM4 体をねじらず肩と腰を平行に保つ

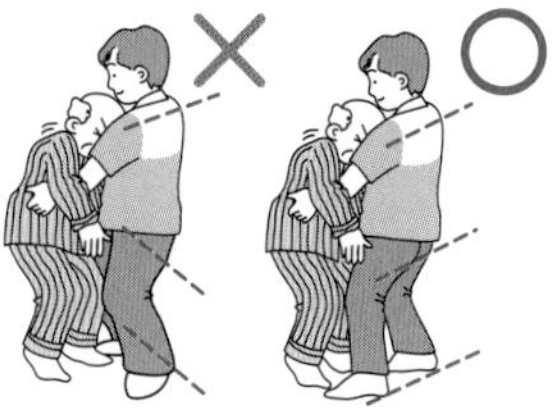

体をねじった状態で力をかけると不安定になり、腰痛の原因にもなります。肩と腰の向きが同じになるように心がけます。

BM5 大きい筋群を使う

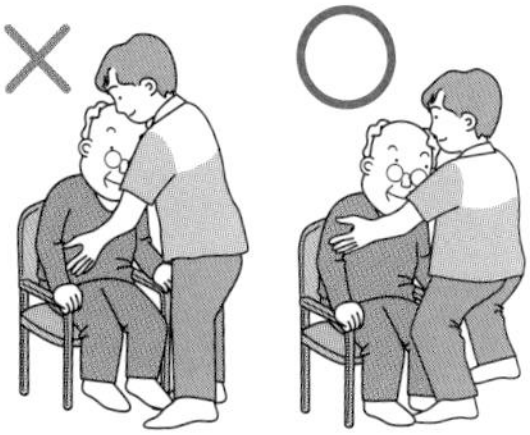

手や腕だけでなく、肩、背中、腰、足など大きな筋肉を同時に使うと、大きな力を発揮できます。

BM6 利用者を小さくまとめる

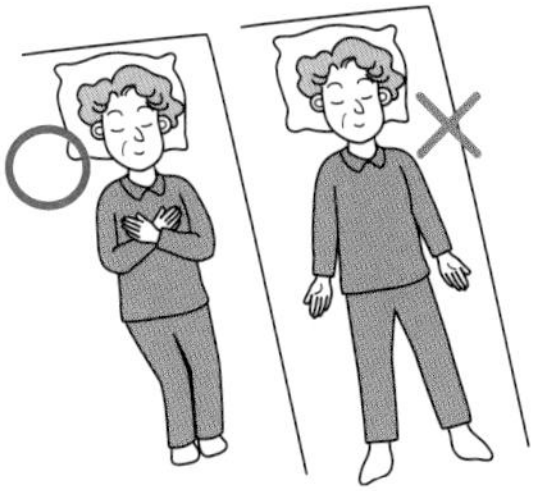

利用者の体を小さくまとめると、ベッドなどとの摩擦も少なくなって、介助しやすくなります。

BM7 水平移動を行う

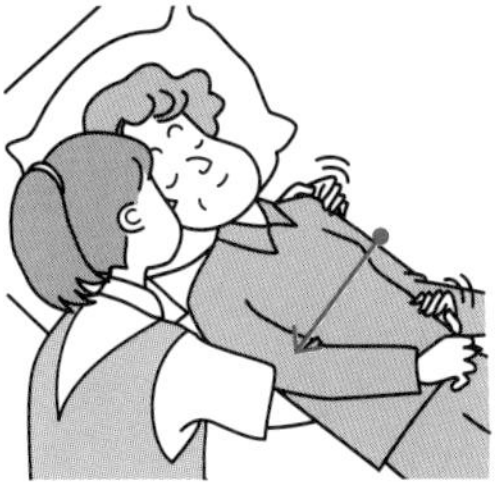

利用者を持ち上げずに水平に移動すると、重力に逆らわずにすむのでスムーズに介助できます。

BM8 テコの原理を応用する

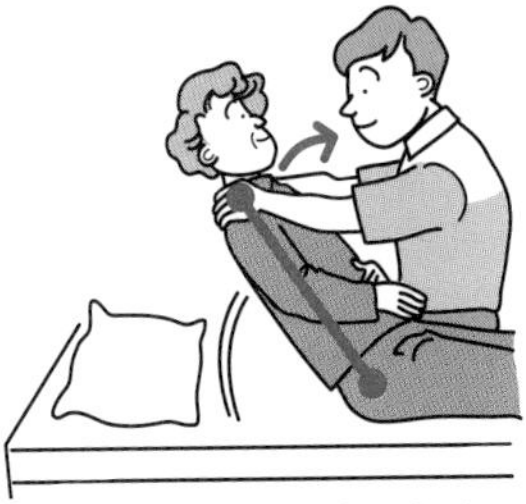

肘や膝、臀部などを支点にして、テコの原理を利用すると、小さな力で介助できます。

BM9 コマの原理を応用する

臀部などを支点にして体を回転させることで、小さな力で介助できます。

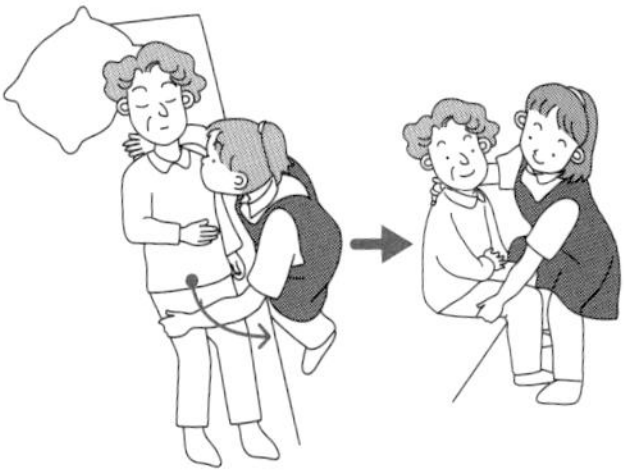

コミュニケーションの基本

利用者との信頼関係を築くためには、利用者やその家族とのコミュニケーションが大切になります。コミュニケーションの基本を確認しておきましょう。

姿勢

① 基本動作は利用者と向かい合うこと。
まっすぐに向かい合うのではなく、利用者に対して斜め前に位置する。
② 腕や脚を組まず、体をのけ反らせない。
③ 利用者へ少し体を近づける。
④ 適切に視線を合わせる。
⑤ 緊張せずに、リラックスした姿勢で行う。
⑥ 利用者に関心を持ちすぐそばにいることを感じ取ってもらう。

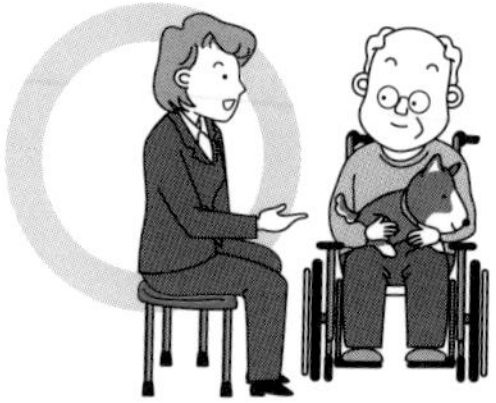

心がまえ

① 伝えたいことを相手に合わせて明確に表現する。
② 利用者とは行動・考え方が違うことを知る。
③ 利用者の心を知る。
④ 利用者が伝えたい思いを確かに受け止める。
⑤ ありのままの利用者を受け入れる。

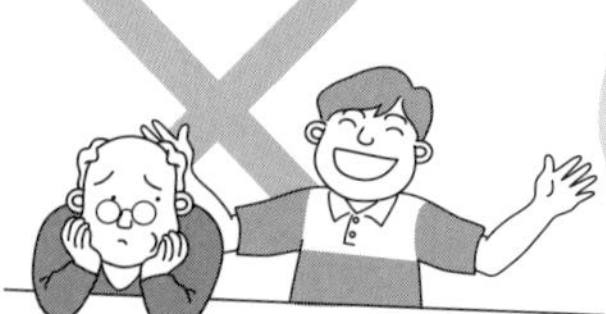

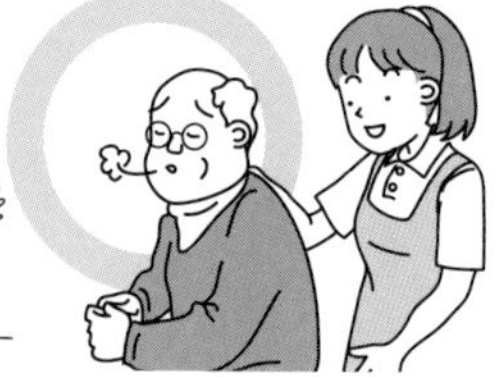

第1章

体位変換

POINT 01

ベッドで寝返る

One Point

寝返る側に、顔を向けるのを忘れないようにします。また、安楽な姿勢にすることも忘れないようにしましょう。

▼左麻痺がある人が、右側を向く動作

1 利用者の健側（右側）に立つ

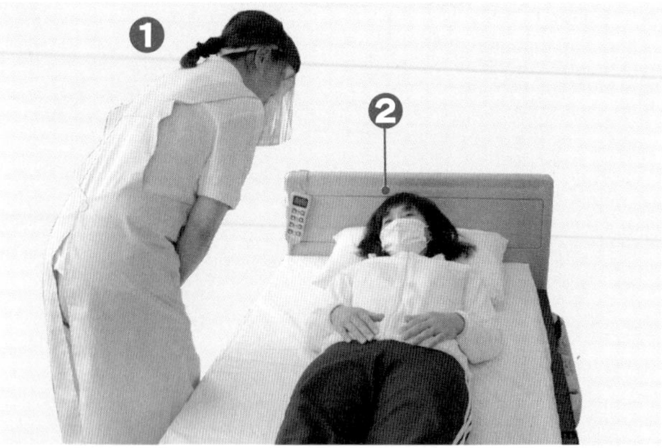

●動作

❶ 利用者がうなずく（承知する）のを確認する。

❷ 寝返る側（右）に顔を向けてもらう。

●声かけ

❶ 上向きから右向きになっていただこうと思いますが、よろしいですか。

❷ こちらを向いていただけますか。

ここに注意！

● 片麻痺がある場合は、原則として患側を上にします。利用者が自分でできる動作は、自分でやってもらいます。

2 患側（左）の腕を胸の上にのせる BM6

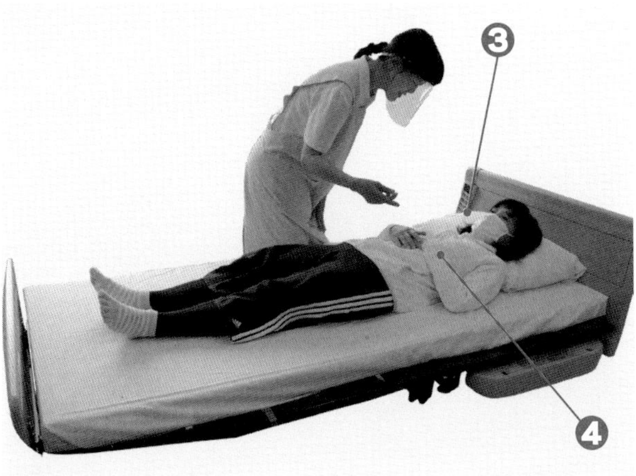

●動作	●声かけ
❸ これから向く側に、枕を少しずらしてもらう。	❸ 枕を少し右手（健側の手）で引いていただけますか。
❹ 患側（左）の腕を健側（右）の手で胸の上にのせてもらう。	❹ 右手（健側の手）で左手（患側の手）を抱えるように、胸の上にのせていただけますか。

ここに注意！

- 利用者が自分で枕をずらせないときは、頭を下から持ち上げながら、手前（右側）に引いてずらします。
- 患側の腕は、健側の手で胸の上にのせてもらいます。この動作を忘れると、患側の腕がついてこなくて、肩を痛めることがあります。

3 患側（左）の足を健側（右）の足で支える BM6

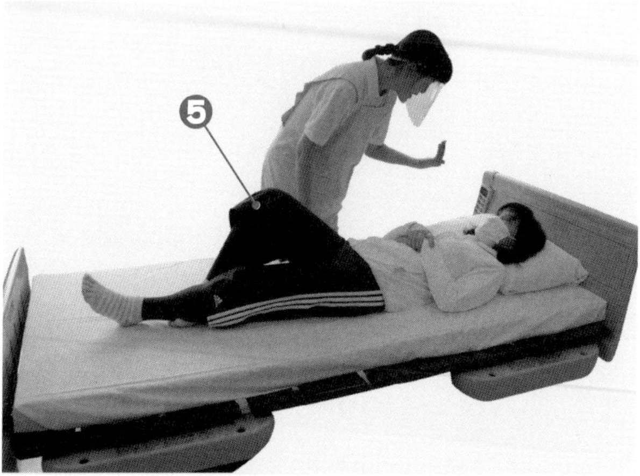

動作

❺ 患側（左）の足を健側（右）の足ですくうように交差してもらう。

声かけ

❺ 右足（健側の足）を左足（患側の足）の下に入れていただけますか。

ここに注意！

- 健側の足を患側の足の下に入れたとき、患側の足が元に戻らないように健側の足で支えてもらいます。

4 体の向きを変える BM1 BM2

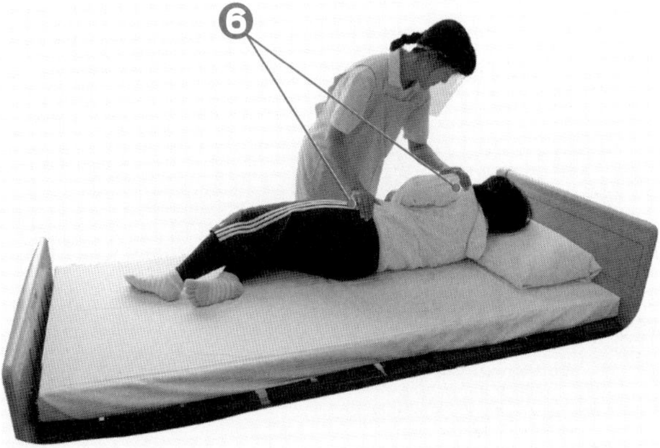

● 動作

❻ 左手は肩甲骨に、右手は腸骨に添える。
肘を曲げながら、手前に引くように回転させる。

● 声かけ

❻ 右側を向いていただきたいと思いますが、よろしいですか。

ここに注意！

● 介護者は、必要に応じて利用者の肩甲骨や腸骨などの硬い部分を支えます。

5 安楽な姿勢になるよう整える

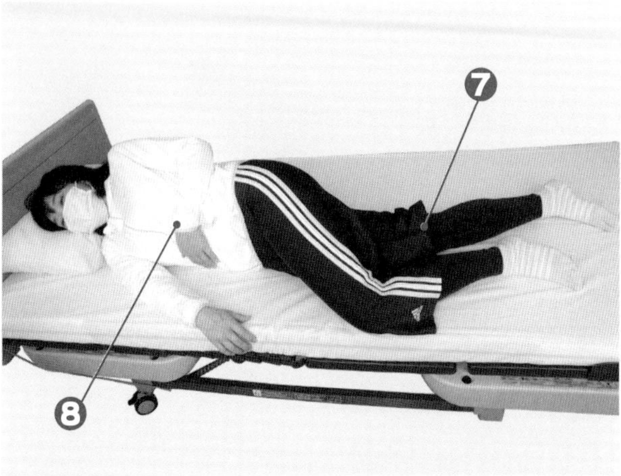

● 動作

❼ 健側（右）の足を少し引いてもらう。患側（左）の足は前で軽く曲げる。

❽ 患側（左）の腕が体の下に巻き込まれていないことや、安楽な姿勢になっていることを確認する。

● 声かけ

❼ 右足（健側の足）を少し引いて、楽な姿勢になっていただけますか。

❽ 痛いところはありませんか。苦しくないですか。

ここに注意！

● 利用者の状態に応じて、腰の位置を少し後ろに引くなどして、安定した楽な姿勢になっていることを確認しましょう。

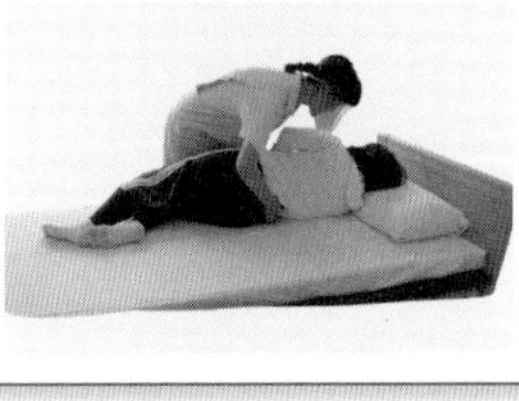

column 利用者が自分でできる場合

◉利用者ができる動作は、利用者に自分でやってもらうのが自立支援です。

◉自分で寝返りができる場合は、寝返る側（右）に顔を向け、健側の手でサイドレール（ベッド柵）をつかんでもらって、健側の足や腕に力を入れながら、右側を向いてもらいます。

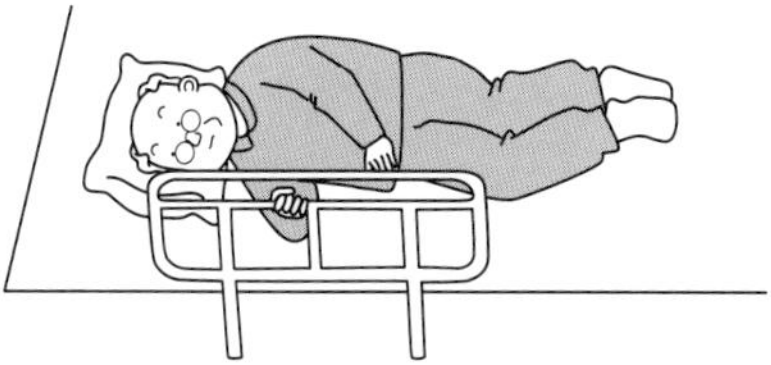

column 全介助の場合

◉全介助を行うときは、利用者の不安が和らぐように、ひとつひとつの動作について、利用者に声をかけましょう。

◉腕の力だけで、利用者の体を動かしてはいけません。

◉利用者の反応や表情などにも気を付けましょう。

POINT 02

ベッドで上半身を起こす（右側からの介助）

One Point

ボディメカニクスを活用すると、負担が軽くなります。起き上がったときの起立性低血圧にも注意します。

▼仰臥位から端座位になる（左麻痺がある場合）

1 膝を立てる BM1 BM2 BM6

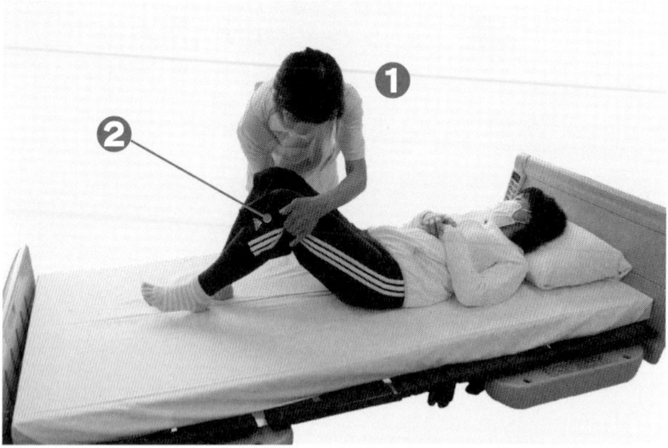

●動作	●声かけ
❶ 利用者の腰のあたりに、両足を開いて立つ。	❶ 起き上がっていただこうと思いますが、よろしいですか。
❷ 膝を立てる。	❷ 膝を立てていただけますか。

ここに注意！

- サイドレールを外して、ベッドの高さを調整します。
- 利用者が自分で膝を上げられない場合は、介助します。

2 側臥位にする BM5

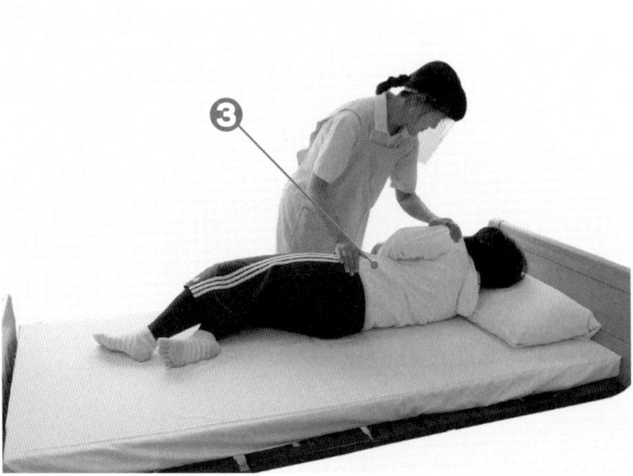

●動作	●声かけ
③ 側臥位にする。	③ 私のほうを向いていただけますか。

ここに注意!

- 麻痺がある利用者に対しては、健側から声をかけて介助します。
- 側臥位にするときの介助については、「Point01 ベッドで寝返る」を参照してください。

3 足をベッドの端に移動し、起き上がる手順を説明する BM8

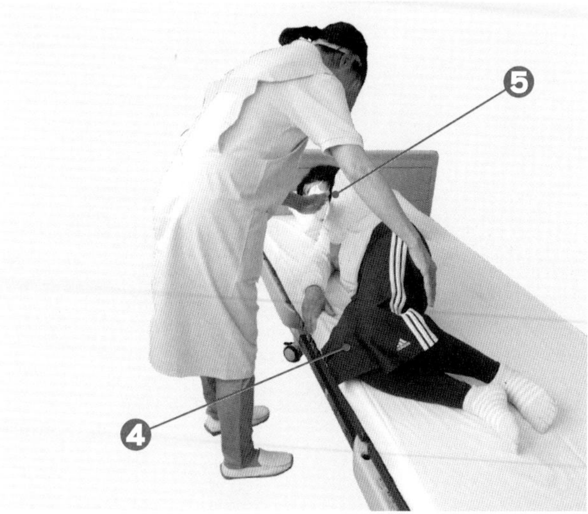

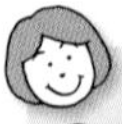

●動作	●声かけ
④ 両足をベッドの端に移動してもらう。	④ 足をベッドの端に移動していただけますか。
⑤ 肩や腕に触れながら、起き上がる手順を説明する。	⑤ 肩、肘、手をベッドに突いて起き上がっていただきます。

4 カーブを描くように起こす BM3 BM9

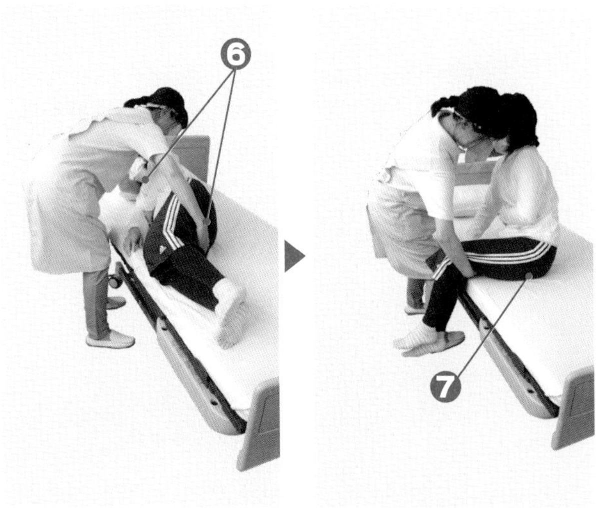

●動作	●声かけ
❻ 左手で利用者の左肩甲骨を、右手で大腿部を支える。臀部を軸にして、回転するように体を起こす。	❻ ゆっくり起き上がっていただけますか。
❼ 倒れないように深く座ってもらい、必要に応じてベッドの高さを調節する。	❼ ふらふらしませんか。

ここに注意!

- 起き上がりの介助は、利用者、介護者ともに、大きな負担がかかるため、ベッドの調整機能を活用するのが基本です。

POINT 03

ベッドから立ち上がる

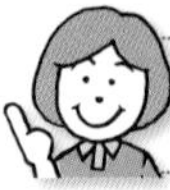

One Point

浅く腰かけて足を引いたほうが、立ち上がりやすくなります。股関節、膝関節を徐々に伸ばして立ち上がりましょう。

▼左麻痺がある場合

1 立ち上がりやすくするために浅く座る

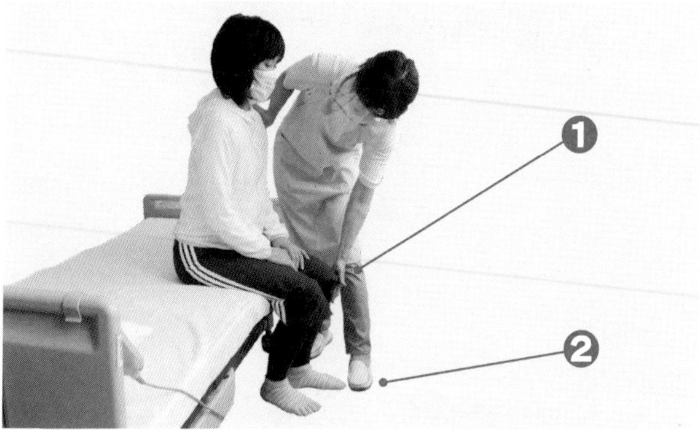

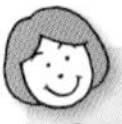

●動作

❶ 利用者が患側（左側）を動かせない場合は、患側（左側）の臀部を持ち上げながら前に移動するように介助する。

❷ 健側（右）の足のかかとを後ろに引いてもらい、利用者の患側（左）の足が前に動かないように、爪先を介護者の左足でブロックする。

●声かけ

❶ お尻を前にずらして、浅く座っていただけますか。

❷ 右足（健側の足）のかかとを後ろに引いていただけますか。

2 前方に重心をかけながら立ち上がる

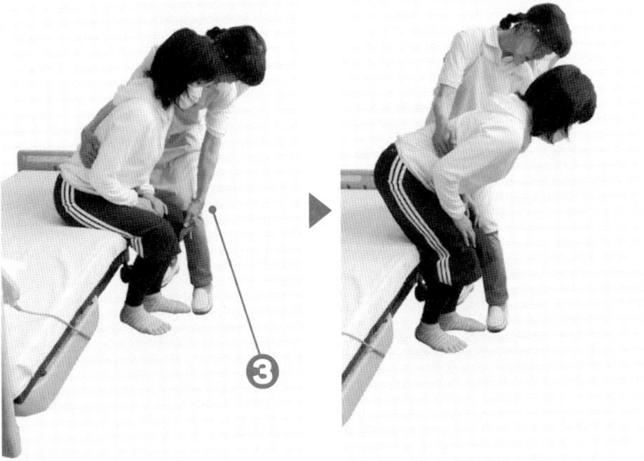

● 動作

③ 転倒を防ぐため、患側（左側）を保護する。

● 声かけ

③ お辞儀をするようにして、ゆっくり立ち上がっていただけますか。

ここに注意！

- 立ち上がる前に、利用者の両足の足底が床についていることを確認しましょう。
- 必要に応じて、患側の足の膝折れを防止する介助を行います。利用者の左膝を支える場合、左側から左手で支えます。または、介護者の膝の内側を、利用者の膝の外側にあてて支えます。
- 正面から立ち上がりの介助を行う場合は、介護者の両膝で利用者の患側の膝を押さえます。

3 安定性を確認する

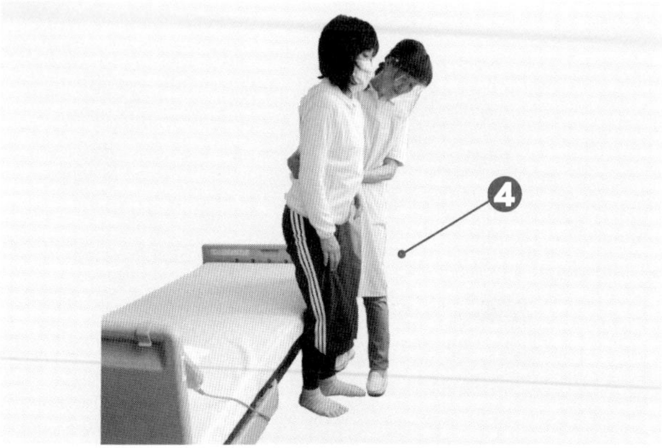

● 動作

❹ 転倒しないように、患側（左側）を保護する。

● 声かけ

❹ ふらふらしませんか。

ここに注意！

● 介助バーを健側に設置すると、立ち上がりやすくなります。

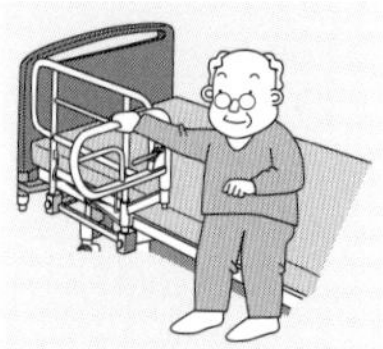

POINT 04

床から立ち上がる

One Point

軽度の麻痺の場合は、いすを支えにして自力で立ち上がることができます。利用者の後方から、ふらつきに備えます。

▼左麻痺がある場合

1 健側（右側）にいすを置き、膝立ちになる

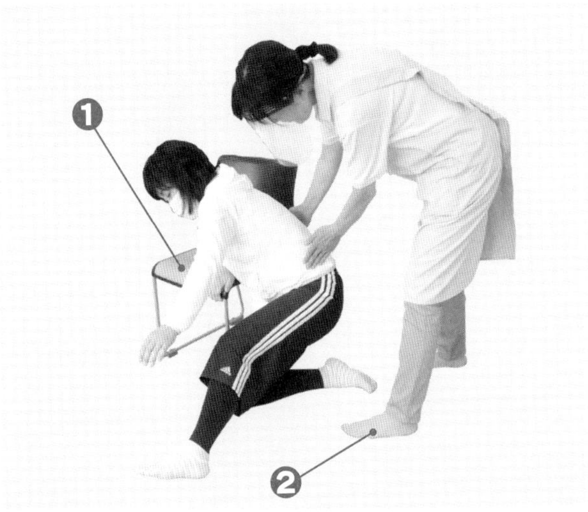

●動作	●声かけ
❶ いすを活用しながら膝立ちになってもらう。	❶ 右足（健側の足）をお尻の下に入れて、膝立ちになることはできますか。
❷ ふらつきに備え、患側（左側）を保護する。	❷ ふらふらしませんか。

2 立ち上がりに備えて、健側（右）の足の爪先を立てる

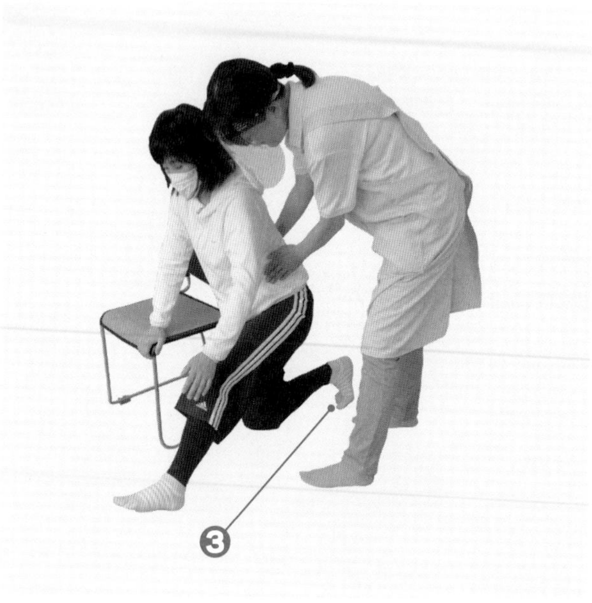

●動作	●声かけ
③ ふらつきに備え、患側（左側）を保護する。	③ 右足（健側の足）の爪先を立てていただけますか。

ここに注意！

- 介護者は利用者の足がしっかり伸びるように、立ち上がりの支援をします。
- ある程度の筋力があれば、健側の肘から手をいすなどについて、健側の足を患側の足の大腿部の下に入れて片膝立ちになれば、自力で立ち上がることもできます。

3 立ち上がる

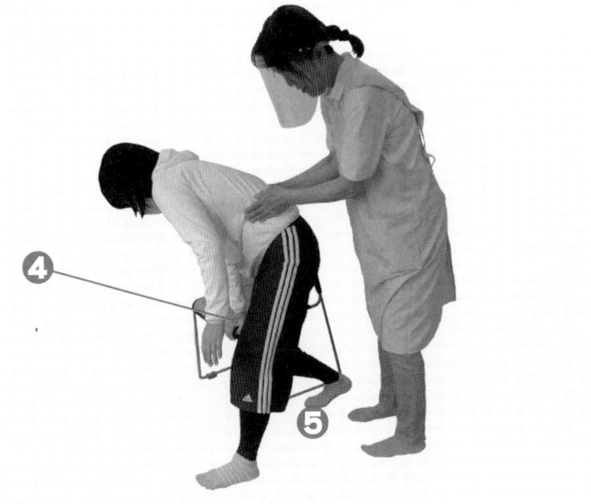

●動作	●声かけ
❹ 健側（右）の手に力を入れて、体重をかけてもらう。	❹ 右手（健側の手）に力が入りますか。
❺ ふらつきに備え、患側（左側）を保護する。	❺ 右足（健側の足）の爪先に力を入れながら、立ち上がっていただけますか。

ここに注意！

● 動作の手順に慣れるまでは、少し練習が必要かもしれません。

POINT 05

ベッド上で右に移動する

One Point

介護者は、まず利用者の上半身を移動させ、その後、下半身を移動させます。

▼2段階で水平移動

1 ベッドの高さを調整する

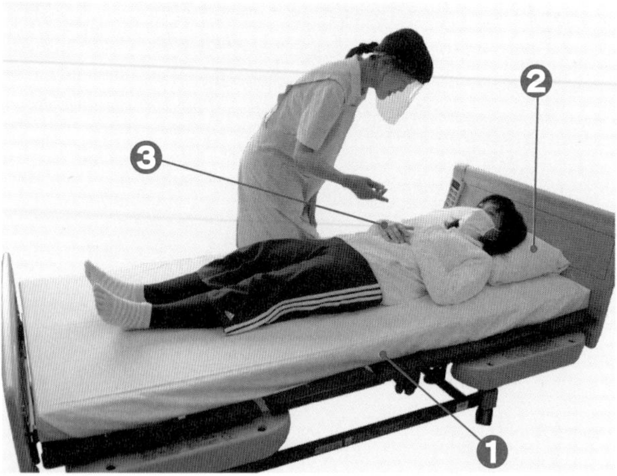

●動作	●声かけ
❶ ベッドの高さを介護者の膝の高さに合わせる。	❶ ベッドの高さを変えさせていただきます。
❷ 枕を手前（移動する方向）に引いてもらう。利用者の状態に応じて介助する。	❷ 枕をこちらに引いていただけますか。
❸ 自分で両手を胸の上で組んでもらう。BM6	❸ 両手を胸の上で組んでいただけますか。

2 上半身を手前に引く BM7

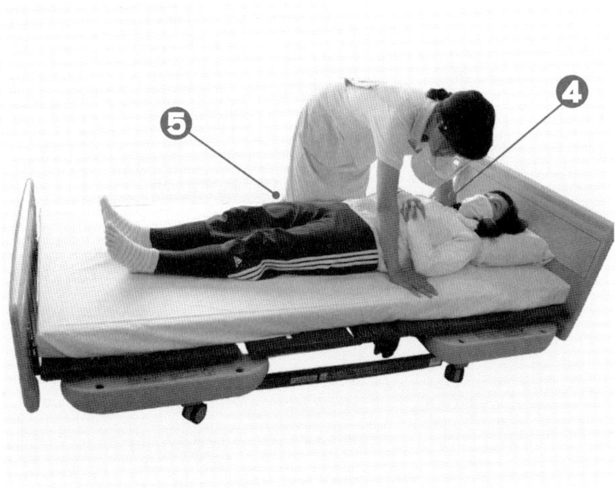

●動作	●声かけ
❹ 左手を利用者の首から通して左肩甲骨を支える。右手をベッドについて支点にする。	❹ 手を首から肩に通してよろしいですか。
❺ ベッドのフレームを両膝で押しながら、利用者の上半身を手前に引く。	❺ 右に移動しましょう。

ここに注意！

- 利用者を手前に引くときは、腕だけを動かすのではなく、両膝でベッドのフレームを押しながら、体全体で手前に引き寄せます。

3 下半身を手前に引く BM7

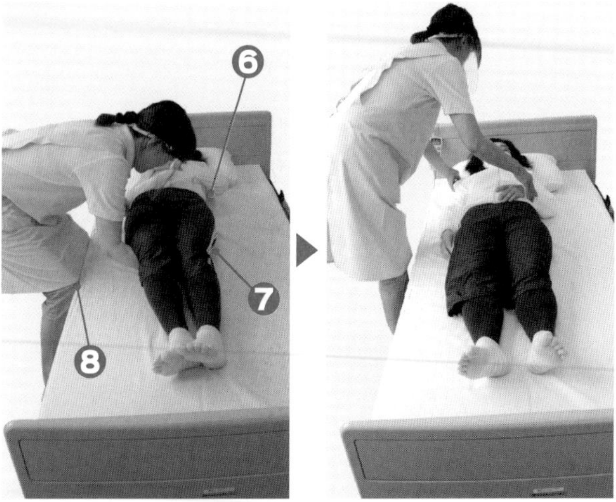

● 動作

❻ 左手を腰の下から通し、利用者の左腰を支える。
❼ 右手を膝の下から通し、利用者の左膝を支える。
❽ ベッドのフレームを両膝で押しながら、腰を落として利用者の下半身を手前に引く。

● 声かけ

❻ 腰の下に手を入れさせていただけますか。
❼ 膝を立てていただけますか。
❽ 足も右に移動しましょう。

ここに注意!

- 移動したあと、シーツがずれたりしわになっていないかなども確認します。
- 「スライディングシート」は滑りやすい素材でできているので、利用者の下に敷いて利用すると、少ない力で移動できます（参照 スライディングシート ➡ 36 ページ）。

POINT 06 ベッドの上方に移動する

One Point

利用者が足の力を使って、上方に移動することを働きかけます。

▼左麻痺がある場合

1 枕を外す

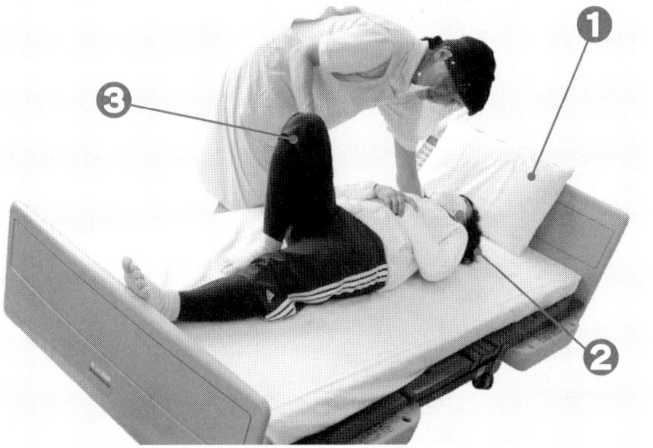

●動作	●声かけ
❶ 枕を外す。	❶ 枕を外しますので、頭を上げていただけますか。
❷ 健側（右）の手で患側（左）の手を抱えてもらい、胸に置く。	❷ 右手（健側の手）で左手（患側の手）を抱えていただけますか。BM6
❸ 健側（右）の膝を立ててもらう。	❸ 右膝（健側の足の膝）を立てていただけますか。

2 健側（右）の足で蹴るようにして上方へ移動する

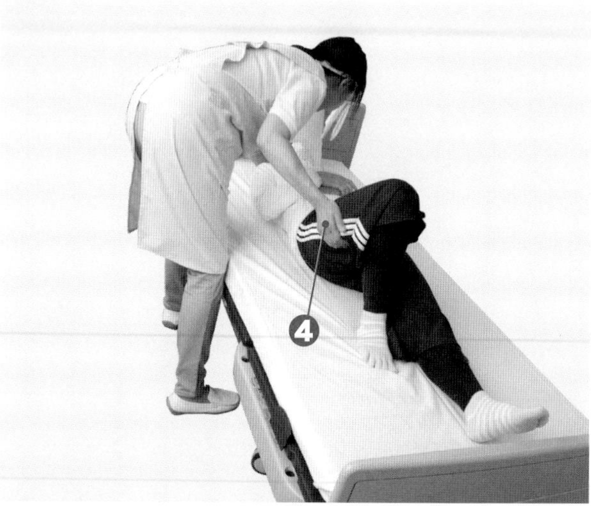

●動作

❹ 利用者の健側（右）の足を押さえる。健側（右）の足で体全体を上方へ移動してもらう。

●声かけ

❹ 右足（健側の足）に力を入れ、蹴るように上方へ移動していただけますか。

ここに注意！

- 移動しすぎると頭がヘッドボードにぶつかってしまう可能性があるので、どのくらい移動するかを伝えるといいでしょう。
- 健側の足に力が入りやすいように、介護者は利用者の健側の足を押さえます。

3 体勢を整える

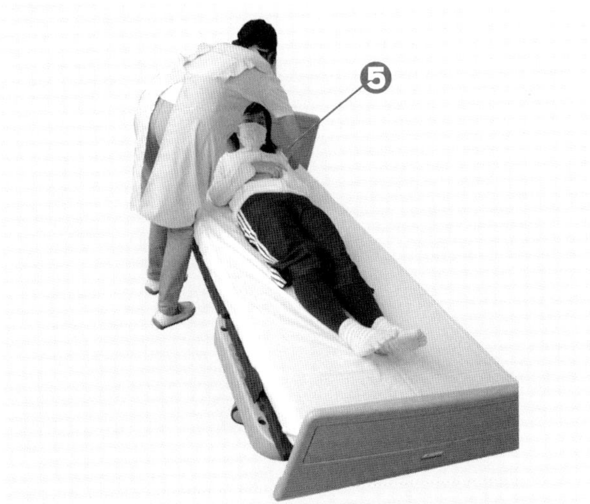

● 動作

❺ 枕を置く。

❻ 頭の位置や体勢を整え、シーツがずれていないか確認する。

● 声かけ

❺ 枕を置きますので、頭を上げていただけますか。

❻ どこか痛いところはありませんか。

ここに注意!

● 移動したあと、シーツがずれたりしわになっていないかなども確認します。

▼スライディングシートを活用する場合

1 側臥位にしてスライディングシートを半分敷く

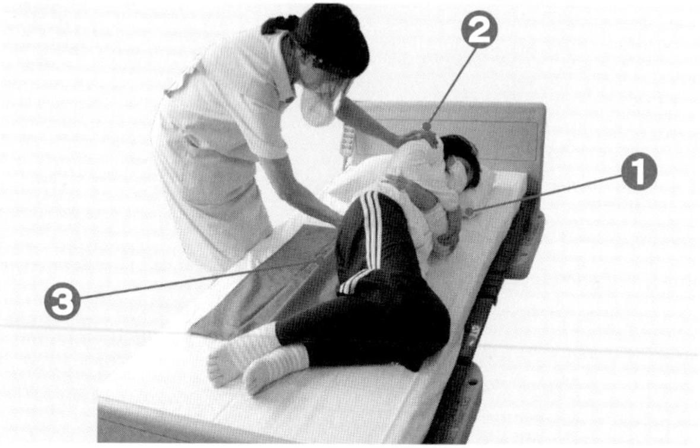

●動作	●声かけ
❶ 仰臥位から側臥位にする。	❶ 横向きに寝ていただけますか。お手伝いしてもよろしいでしょうか。
❷ 利用者が倒れないように支えておく。	❷ 横向きで、辛くありませんか。
❸ 利用者を支えながら、縦半分に折ったスライディングシートを敷く。スライディングシートの上半分を、利用者の体に寄せておく。	❸ スライディングシートを半分敷きます。

ここに注意!

● スライディングシートやバスタオルを活用すると、利用者と介護者、それぞれの負担を軽減できます。

2 残り半分のスライディングシートを敷く

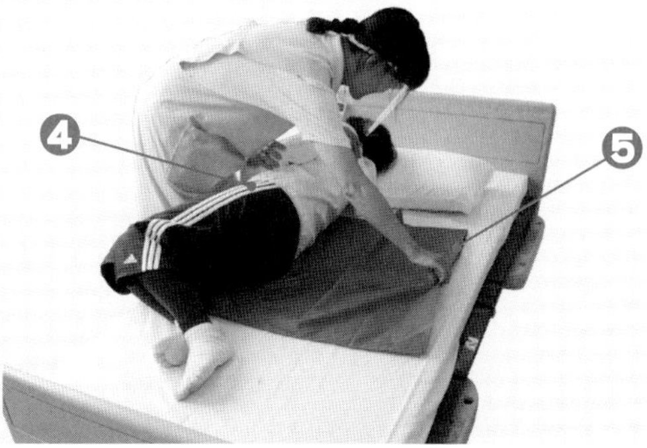

● 動作	● 声かけ
❹ 仰臥位に戻したら、手前向きの側臥位にする。	❹ 反対側にもスライディングシートを敷きますので、こちらを向いていただけますか。
❺ 利用者の体の下から、スライディングシートを引っ張り出す。	❺ こちら側にもスライディングシートを敷きます。

column スライディングシートの敷き方

◉スライディングシートは、縦に半分に折っておきます。

◉利用者を側臥位にして、縦半分に折ったスライディングシートの輪の部分が利用者の体に沿うように敷きます。引っ張り出しやすいように、スライディングシートの上半分を利用者の体に寄せておくといいでしょう。その後仰臥位から手前の側臥位にして、折ったスライディングシートの半分を、利用者の体の下から引っ張り出します。

◉側臥位のとき、利用者が仰臥位に倒れないように支えておきます。利用者がサイドレールにつかまれるようであれば、つかまってもらいます。

3 滑らせながら上方に移動する

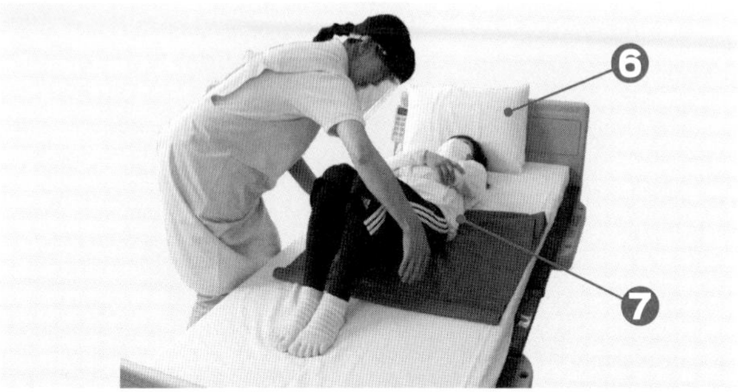

●動作	●声かけ
❻ 枕を外す。	❻ 枕を外しますので頭を上げていただけますか。
❼ 膝を立ててもらい、足で体全体を上方へ移動してもらう。	❼ 膝を立てて、上に移動していただけますか。

ここに注意！

● 上方に滑らせるとき、利用者の頭がヘッドボードにぶつからないように気を付けます。移動したら、枕を戻して頭の位置や体勢を整えます。

column スライディングシートの抜き方

◉移動が終わったら、利用者に膝を立てて少し体を浮かせてもらい、腰のあたりにスライディングシートをまとめて、体の下から引き抜きます。

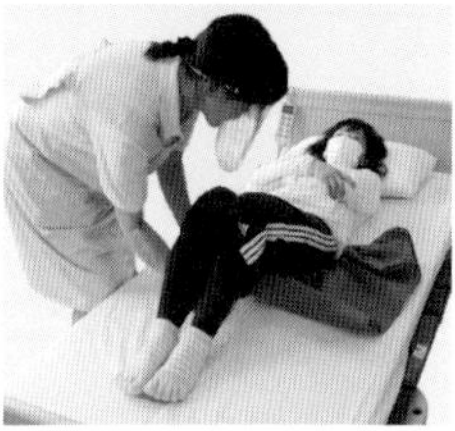

介護の基礎知識 ❷
安楽な姿勢

ベッドに長時間寝ていると、褥瘡《じょくそう》ができやすくなります。利用者が楽に過ごせるように、また褥瘡予防のために、クッションなどを利用した安楽な姿勢を確認しておきましょう。

◉座ったときの楽な姿勢

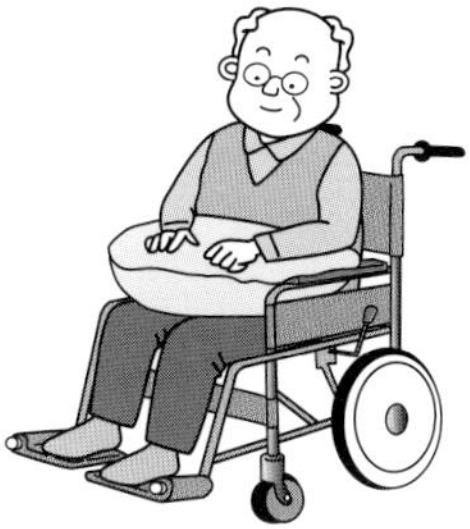

麻痺がある場合は、患側にクッションを置き、倒れないようにします。

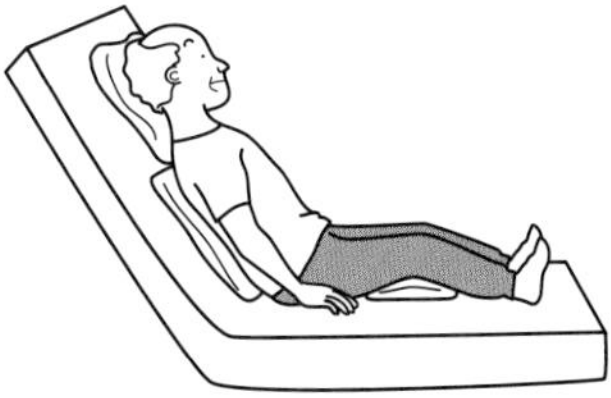

◉横になったときの楽な姿勢

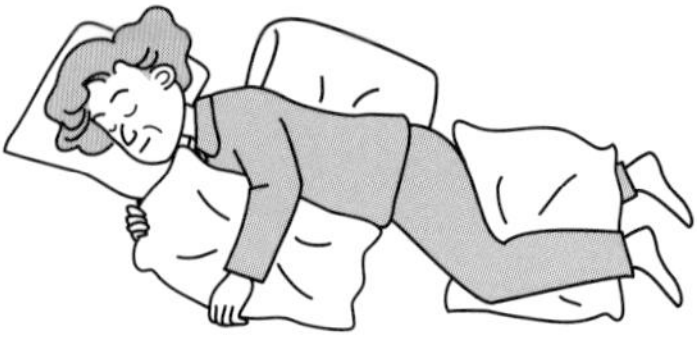

　横向きになったときは、クッションや枕を背中に当てたり、足の間にはさんだりすると、体全体で体重を支えることができます。
　クッションや枕の位置をずらしたり、高さを変えたりして、楽な姿勢をとります。

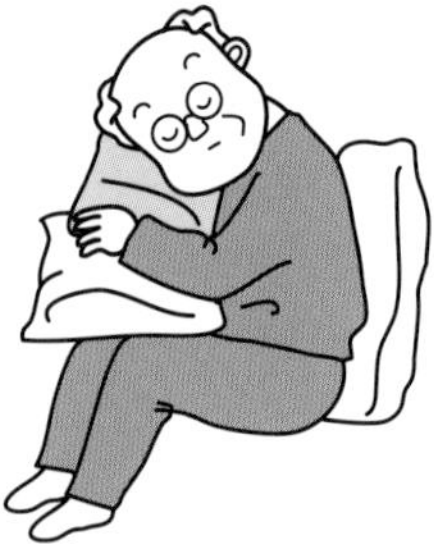

褥瘡《じょくそう》ができやすい箇所

褥瘡は「床ずれ」とも言い、長時間同じ姿勢でいることで、体の一部が圧迫されてできる皮膚のただれや壊疽《えそ》のことです。
褥瘡の予防のためには、原則、2時間ごとに体位変換を行います。エアマットや体圧分散マットレスなどの予防用具を利用したり、清潔を保つようにするなどの方法もあります。

◉褥瘡のできやすい部分

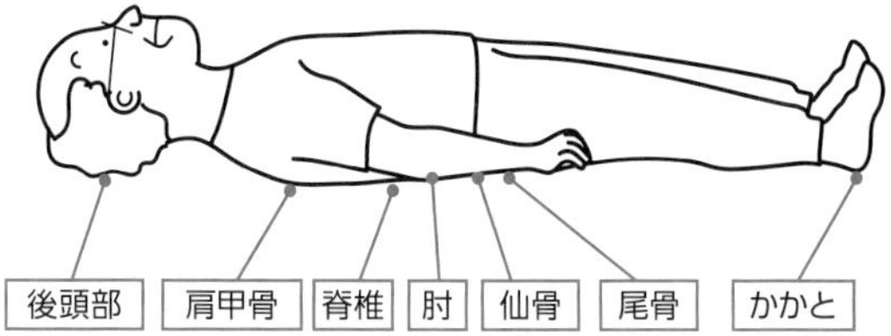

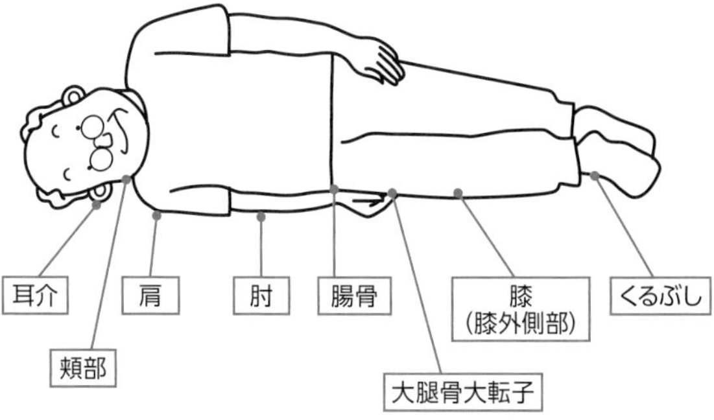

介護用ベッド（特殊寝台）の機能

長時間ベッドで過ごしたり、自力での起き上がりや立ち上がりが難しい場合には、電動の介護用ベッド（特殊寝台）を利用するといいでしょう。

◉電動介護用ベッドの各部の名称

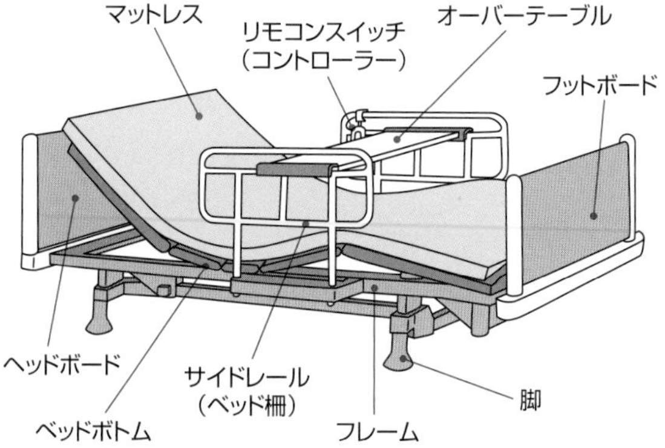

電動介護用ベッドの機能

電動介護用ベッドは、それぞれモーターの数で機能が異なります。1～4モーターのベッドがほとんどですが、最近では5モーターのベッドもあります。

モーターの数	機能
1モーター	背上げ（背上げ+膝上げ※）または高さ調整
2モーター	背上げ（背上げ+膝上げ※）、高さ調整
3モーター	背上げ、膝上げ、高さ調整
4モーター	背上げ、膝上げ、高さ調整、ヘッドレストなど

※ 膝上げ（膝の高さの調整）が背上げ（背もたれのリクライニング）と連動していて、膝の高さだけを調整することはできない。

◉背上げ機能

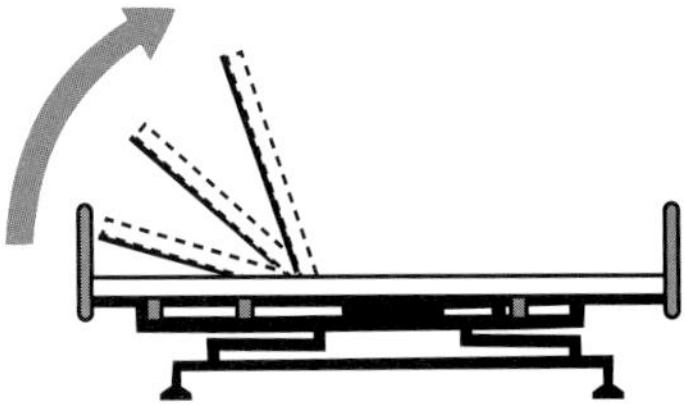

いわゆるリクライニング機能で、背もたれの角度を変える機能です。

電動（自動）または手動の背上げ機能の付いたベッドを「ギャッジベッド」と言い、背もたれを上げることを「ギャッジアップ」、下ろすことを「ギャッジダウン」と言います。

ギャッジアップしたときは、上体を前に倒して背中をベッドから離してズレを直します。これを「背抜き」と言います。このとき、背中の衣類やシーツも整えましょう。

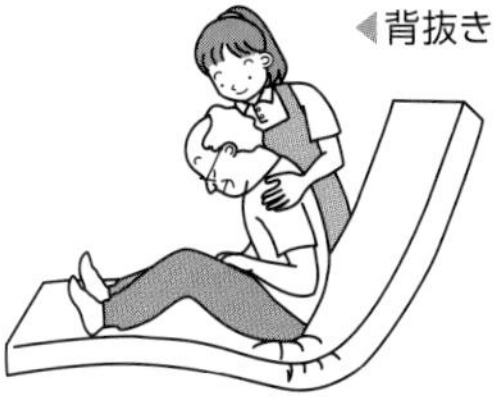

ギャッジダウンしたときは、体が下がっているので、枕の位置まで上げるなど体勢を整えましょう。

◉膝上げ（脚上げ）機能

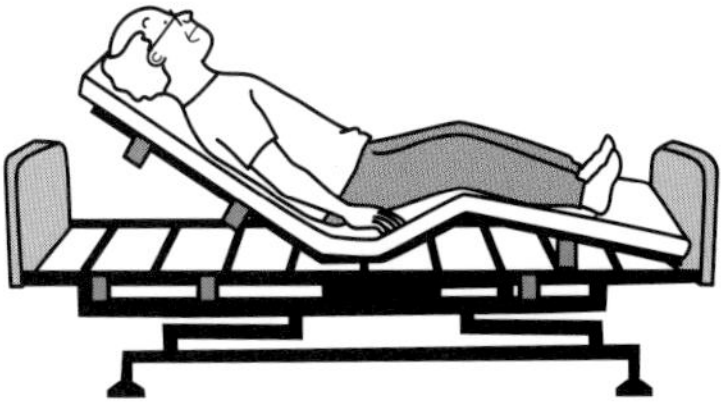

膝の角度を調整したり、足の高さを調整する機能です。

ギャッジアップしたときに膝を上げておくと、体がずり落ちにくくなります。

◉高さ調整（ハイロー）機能

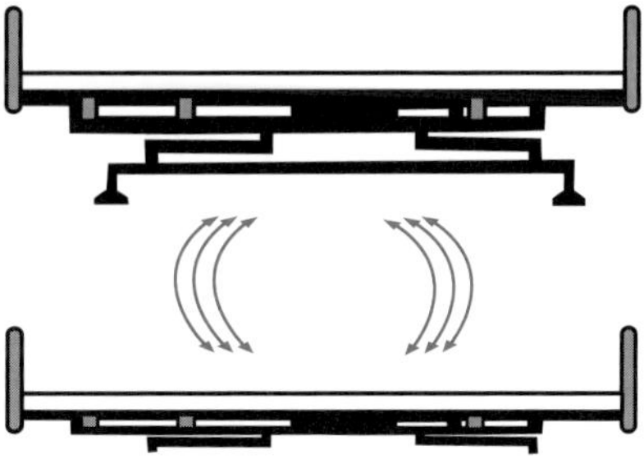

ベッドの高さを調整する機能です。

自力や一部介助で立ち上がれる場合には、利用者が立ち上がりやすいように、座ったときに足が床につく高さにします。ベッド上での介助が必要な場合には、介護者が介助しやすい高さにするといいでしょう。

◉その他の機能

4モーター以上の場合の追加機能は、メーカーやベッドタイプなどによって異なります。

頭の角度を調節できる「ヘッドレスト機能」、左右に傾斜して寝返りを支援する「ローリング機能（自動寝返り機能）」のほか、平らな状態で頭側を上げたり足側をあげたりする「トレンデレンバーグ機能／リバーストレンデレンバーグ機能」、マットやシーツごと手前に引き寄せる「水平移動機能」などがあります。

介助バーの利用

介助バーは、サイドレールの一部がベッドの外側に90度の角度まで開くもので、サイドレールとしてベッドに取り付けます。

介助バーがあると、立ち上がりや車いすへの移乗などの際に便利です。

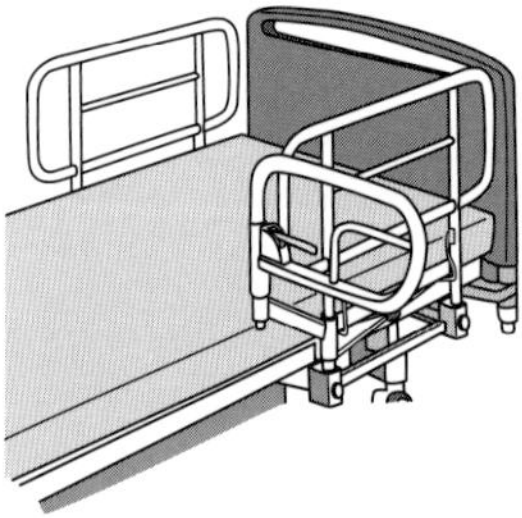

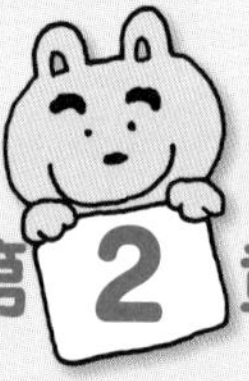

第2章

移動・移乗

POINT 07

前から支えて杖なしで歩く

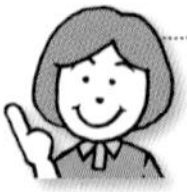

One Point

利用者の前に立ち、肘を下から支えて歩きます。利用者の腕の力が弱い場合などは、肩を支えます。介護者は利用者が出すのと同じ側の足を引き、後ろに下がります。

▼手引き歩行（手つなぎ歩行）

1 向かい合って肘を支える BM1 BM2 BM3 BM4

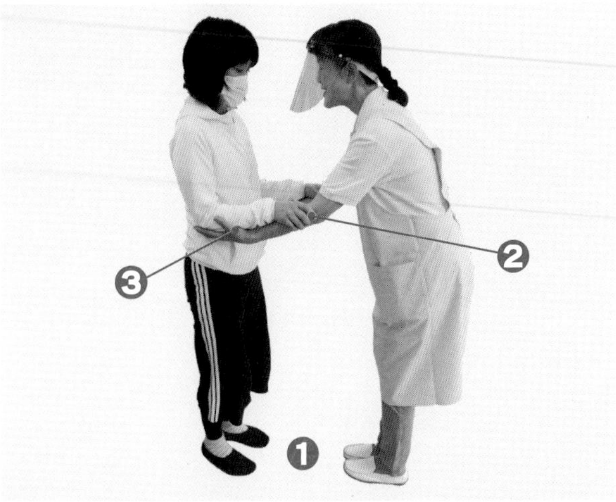

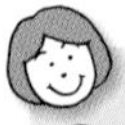

●動作	●声かけ
❶ 向かい合って立つ。	❶ ○○まで歩いていただけますか。
❷ 利用者に腕をつかんでもらう。	❷ 腕をつかんでください。
❸ 利用者の両肘を下から支える。	❸ 顔をあげて前を見ていただけますか。

2 向かい合った足を引く

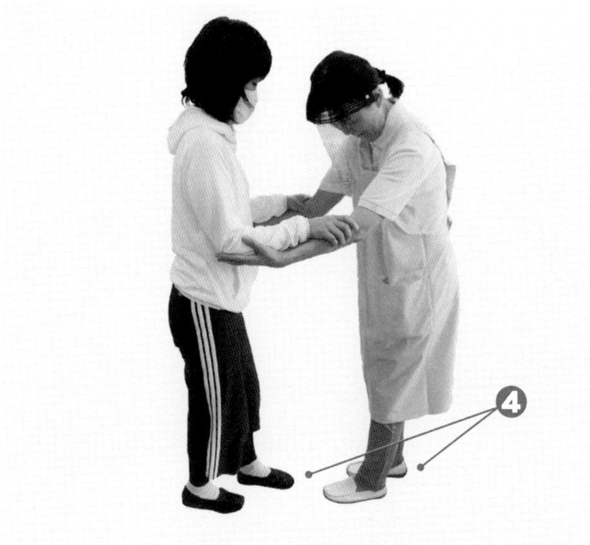

動作

❹ 利用者が前に出す足と向かい合った足を引きながら、歩行を介助する。

声かけ

❹ 左足から歩きましょう。

ここに注意！

- 介護者は後向きに歩くので、移動する動線上にあるものに気を付けましょう。
- 利用者の歩幅にあわせて足を引きます。かけ声をかけながらだと、利用者の足が出やすくなります。
- 歩くことに少し慣れてきたら、顔をあげて前を見るように声をかけましょう。

▼肩抱き歩行

1 向かい合って肩を抱く BM1 BM2 BM3 BM4

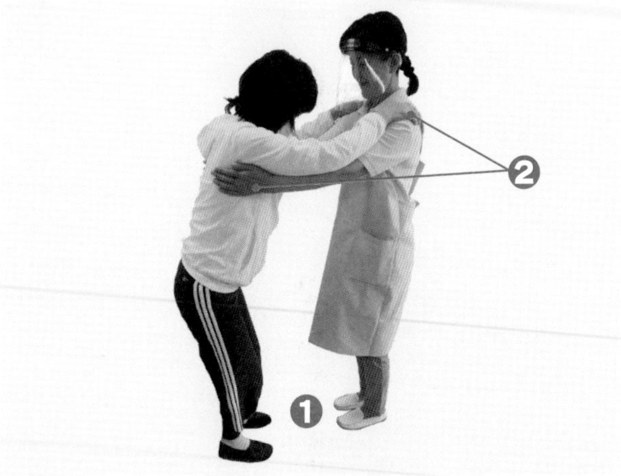

●動作	●声かけ
❶ 向かい合って立つ。	❶ ○○まで歩いていただけますか。
❷ 利用者に肩をつかんでもらい、利用者の脇から肩を支える。	❷ 顔をあげて前を見ていただけますか。

ここに注意！

● 利用者の力が弱い場合など、肘を支えるのでは不安があるときには、肩につかまってもらう肩抱き歩行がいいでしょう。向かい合って肩を組むような形です。

POINT 08

杖を使って3動作歩行

One Point

杖歩行に慣れるまでは、3動作歩行がいいでしょう。「杖 → 患側の足 → 健側の足」の順番です。介護者は、利用者の患側に立ち、必要に応じて腰を支えます。

▼左麻痺がある場合

1 杖を出す BM3

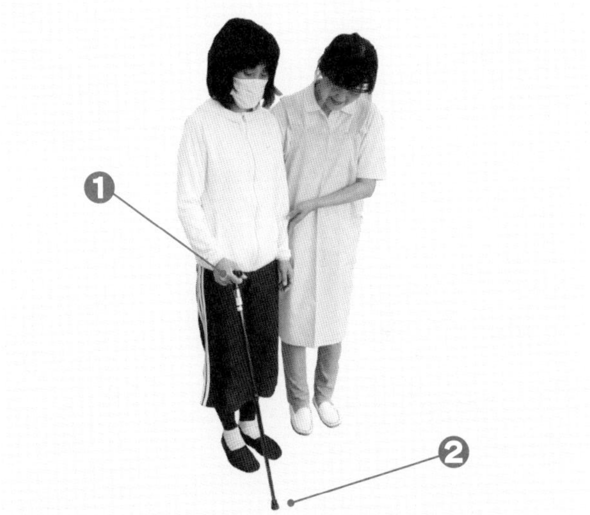

●動作

❶ 健側（右）の手で杖を持ってもらう。

❷ 杖を1歩前に出してもらう。

●声かけ

❶ 杖を使って歩いていただけますか。

❷ はじめに杖を前に出していただけますか。

2 患側（左）の足を出す

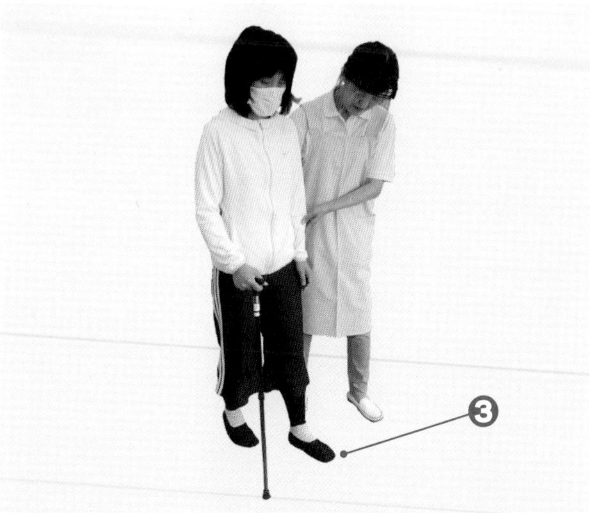

動作

❸ 患側（左）の足を１歩前に出してもらう。

声かけ

❸ 左足（患側の足）を前に出していただけますか。

ここに注意！

- 患側への転倒を防ぐため、左側（患側）から声をかけます。

3 健側（右）の足を出す

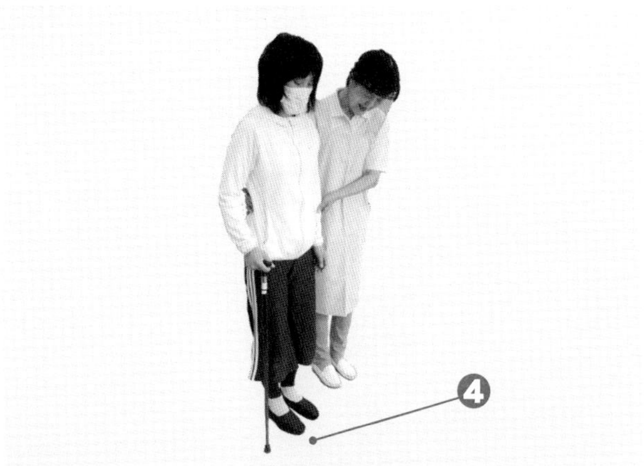

●動作

❹ 健側（右）の足を1歩前に出してもらい、杖と患側（左）の足に揃えてもらう。

●声かけ

❹ 右足（健側の足）を前に出していただけますか。

column 杖の選び方と注意事項

◉杖の種類は、体の状態にあわせて選びます（参照 杖や歩行器の種類 ➡ 88ページ）。

◉杖は、大転子部の高さと同じ長さが適当とされています。体の脇で下についたとき、軽く肘が曲がるくらいです。

◉杖は、先端が足先から15cmくらい離れた位置について、肘の角度は150度くらい（30度くらい曲げる）になるように持ちます。

◉杖の先のゴム部分がすり減っていたりすると、滑りやすくなります。すり減っているときは、すぐに交換しましょう。

POINT 09

杖を使って2動作歩行

One Point

杖歩行に慣れてきたら、2動作歩行にも挑戦してみましょう。杖と患側の足を同時に前に出します。2動作歩行ができるようになると、スムーズに速く歩けます。

▼右麻痺がある場合

1 杖と患側（右）の足を同時に出す

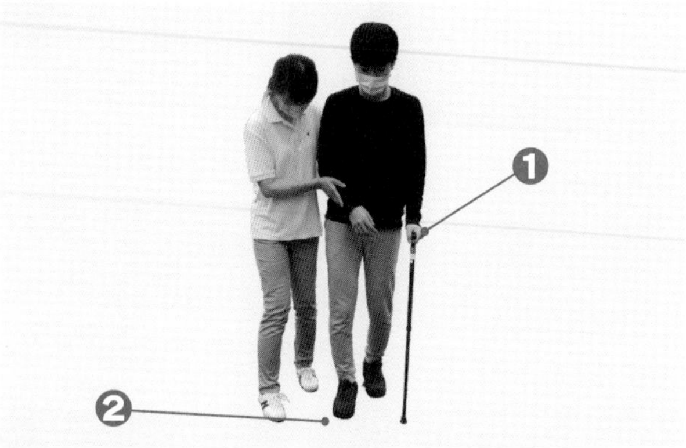

● 動作

❶ 健側（左）の手で杖を持ってもらう。

❷ 杖と患側（右）の足を1歩前に出してもらう。

● 声かけ

❶ 杖を使って歩いていただけますか。

❷ 杖と右足（患側の足）を前に出していただけますか。

ここに注意！

● 介護者は、利用者の患側に立ち、必要に応じて腰を支えます。

2 健側（左）の足を出す

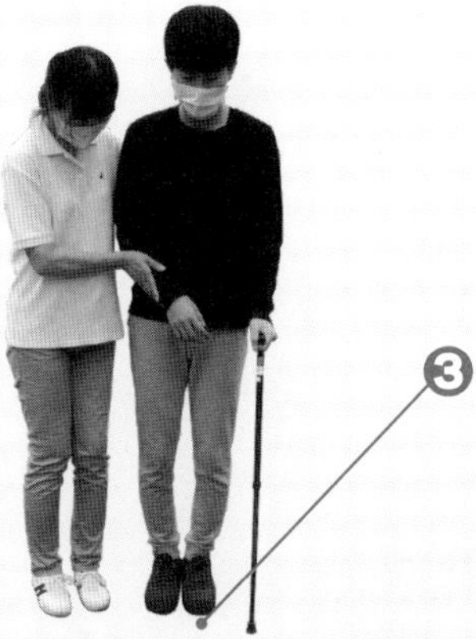

●動作	●声かけ
③ 健側（左）の足を1歩前に出してもらい、杖と患側（右）の足に揃えてもらう。	③ 左足（健側の足）を前に出していただけますか。

column 2動作歩行の注意事項

◉2動作歩行は、3動作歩行に比べて速く歩くことができますが、利用者の状態に応じて、客観的に判断して選択することが重要です。

◉杖の先のゴム部分がすり減っていたりすると、滑りやすくなります。すり減っているときは、すぐに交換しましょう。

POINT 10

杖を使って段差や溝を越える

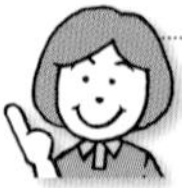

One Point

段差の上や、段差や溝の縁に杖をつくと、バランスを崩しやすくなります。杖をつく位置に注意しましょう。介護者は、利用者が越えた後に段差や溝を越えます。

▼右麻痺がある場合

1 患側（右）に立って支える BM3

❷
❶

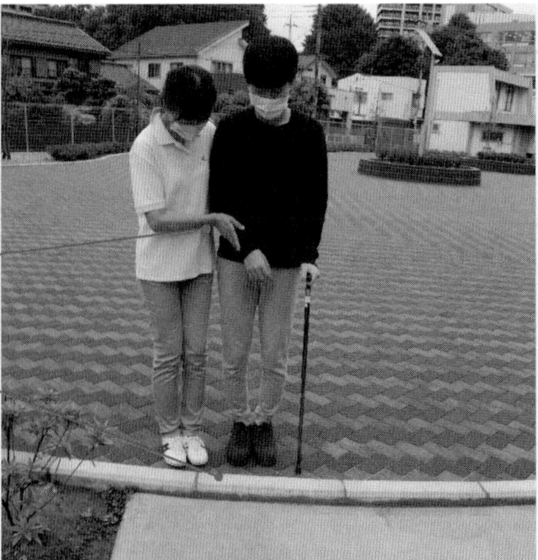

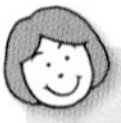

●動作

❶ 利用者と一緒に段差（溝）の前で立ち止まる。
❷ 利用者の患側（右）に立って患側（右）の肘を支え、もう一方の手を利用者の腰に回し支える。

●声かけ

❶ 段差（溝）がありますので止まっていただけますか。
❷ 段差（溝）をまたいでいただこうと思いますが、よろしいですか。

2 杖をつき、患側（右）の足で段差（溝）をまたぐ

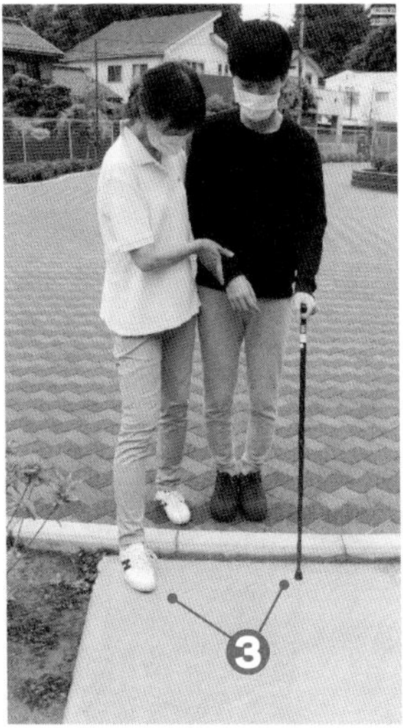

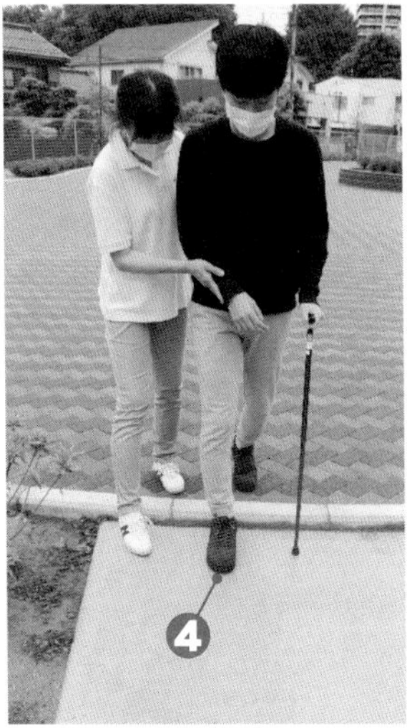

●動作	●声かけ
❸ 介護者は利用者から遠いほうの足で段差（溝）をまたいでから、段差（溝）の向こう側に杖をついてもらう。	❸ 向こう側に杖をついていただけますか。
❹ 患側（右）の足で段差（溝）をまたいでもらう。利用者の状態に応じて介助する。	❹ 右足（患側の足）で段差（溝）をまたいでいただけますか。

ここに注意！

- 利用者に、越えられる高さや幅かどうかを確認してもらいます。
- 段差や溝を越えるときは、利用者の患側の足がひっかからないように注意しましょう。

3 健側（左）の足で段差（溝）をまたぐ

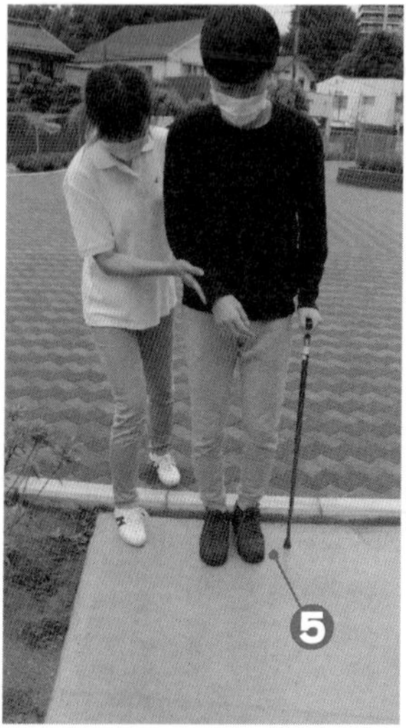

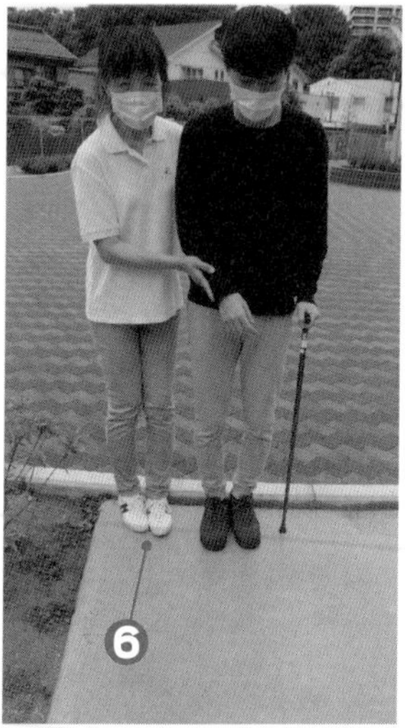

●動作	●声かけ
❺ 杖と患側（右）の足で体を支えて、健側（左）の足で段差（溝）をまたいでもらう。	❺ 左足（健側の足）で段差（溝）をまたいでいただけますか。
❻ 利用者が段差（溝）を越えてから、段差（溝）を越える。	❻ ふらふらしませんか。

ここに注意！

- 利用者が自力で越えられる場合は、介護者は利用者の患側後方で見守り、利用者が段差や溝を越えてから、段差や溝を越えます。

POINT 11 階段を上る

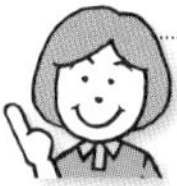

One Point

1段ごとに足を揃えて上るのが基本です。健側の手で手すりにつかまり、健側の足から上ります。杖を使う場合は、「杖 → 健側の足 → 患側の足」の順に1段ずつ上ります。

▼右麻痺がある場合

1 健側（左）の足で1段上る BM1 BM2 BM3

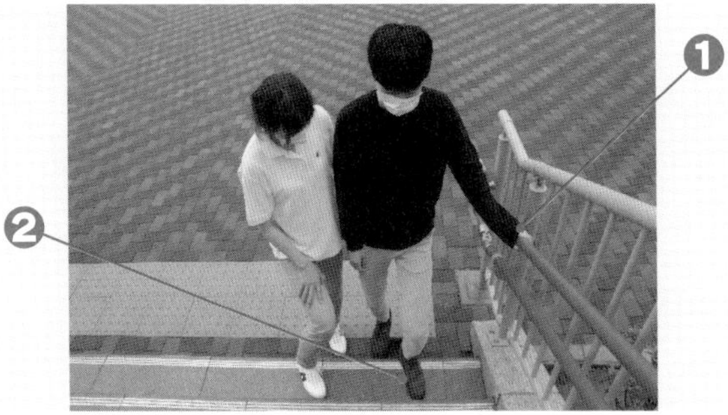

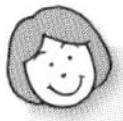

●動作	●声かけ
❶ 階段の手前で止まる。健側（左）の手で手すりにつかまってもらい、利用者から遠いほうの足を1段上に置く。	❶ 左手（健側の手）で手すりにつかまっていただけますか。
❷ 健側（左）の足で1段上がってもらう。	❷ 左足（健側の足）を1段上に置いていただけますか。

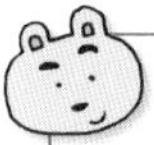

ここに注意！

● つかまる手すりの位置を明確に伝えます。少し前方につかまると、段の上に上がりやすくなります。

2 健側（左）の足に力を入れ、患側（右）の足を引き上げる

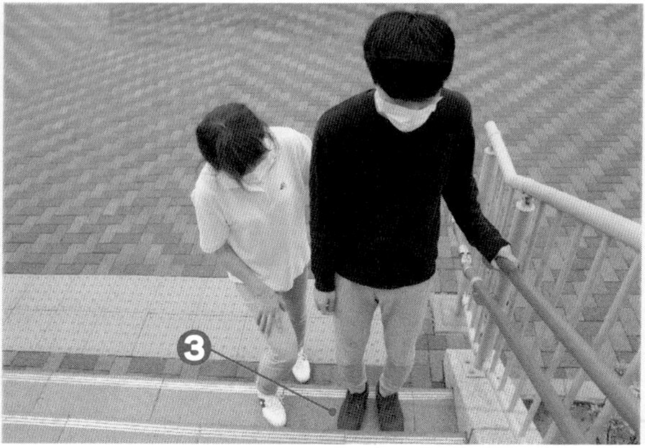

● 動作

❸ 健側（左）の足に重心をかけて患側（右）の足を引き上げてもらう。

● 声かけ

❸ 左足（健側の足）に力を入れ、1段上に上がっていただけますか。

ここに注意！

- 手すりを使って上る場合、介護者は利用者の後方について上り、必要に応じて腰を支えます。

▼杖を使って上がる場合（手すりがない場合）

1 患側（右）後方から支える

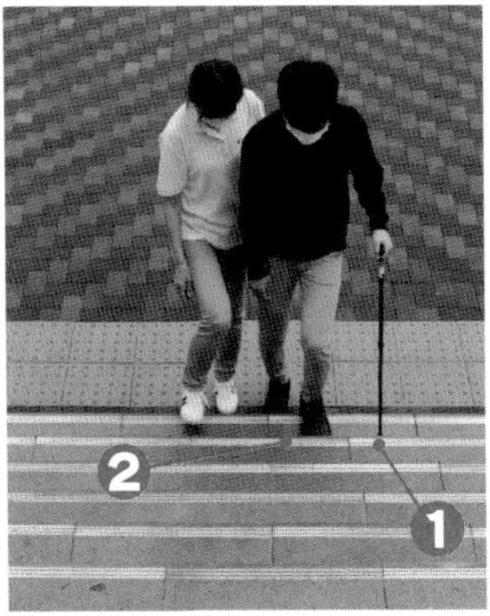

▶

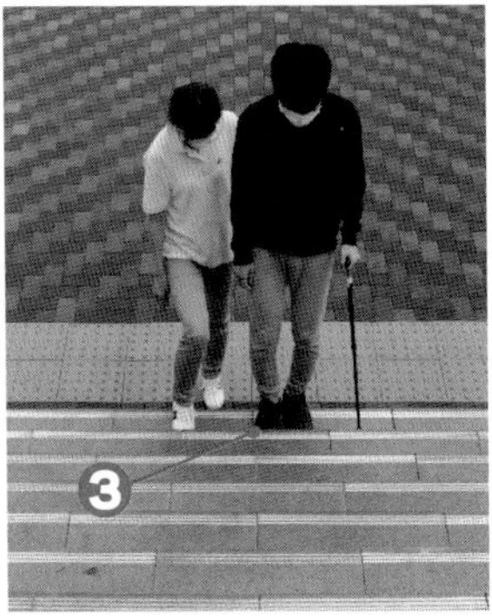

●動作	●声かけ
❶ 階段の手前で止まる。利用者から遠いほうの足を1段上に置き、健側（左）の手で持っている杖を1段上についてもらう。	❶ 杖を1段上についていただけますか。
❷ 健側（左）の足を1段上に置いてもらう。	❷ 左足（健側の足）を1段上に置いていただけますか。
❸ 健側（左）の足に重心をかけて患側（右）の足を引き上げてもらう。	❸ 左足（健側の足）に力を入れ、1段上に上がっていただけますか。

ここに注意！

- 杖を使って階段を上るときは、杖を1段上につき、健側の足を1段上げ、患側の足を引き上げます。
- 杖歩行の利用者を介助するときは、状態に応じて患側後方から患側の腕と腰を支え、利用者から遠いほうの足を1段上に置いて、しっかり利用者を支えられるようにしてから、利用者に1段上ってもらいます。

POINT 12

階段を下りる

One Point

1段ごとに足を揃えて下りるのが基本です。健側の手で手すりにつかまり、患側の足から下ります。杖を使う場合は､「杖 → 患側の足 → 健側の足」の順に1段ずつ下ります。

▼右麻痺がある場合

1 患側（右）の足を1段下に置く BM1 BM2 BM3

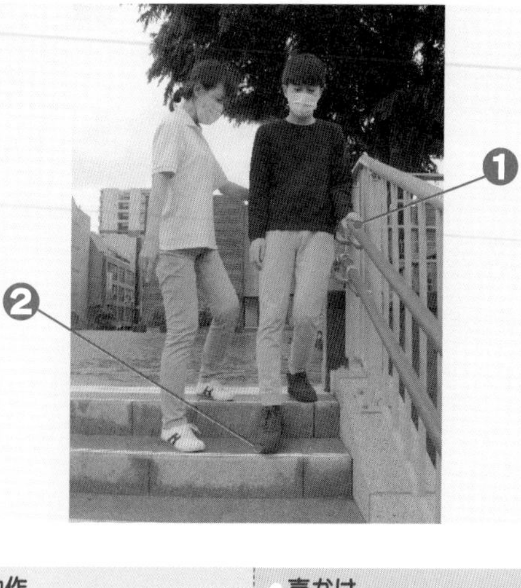

●動作	●声かけ
❶ 階段の手前で止まる。利用者から遠いほうの足を1段下に置き、健側（左）の手で手すりにつかまってもらう。	❶ 左手（健側の手）で手すりにつかまっていただけますか。
❷ 患側（右）の足を1段下に置いてもらう。	❷ 右足（患側の足）を1段下に置いていただけますか。

2 健側（左）の足を下の段に下ろす

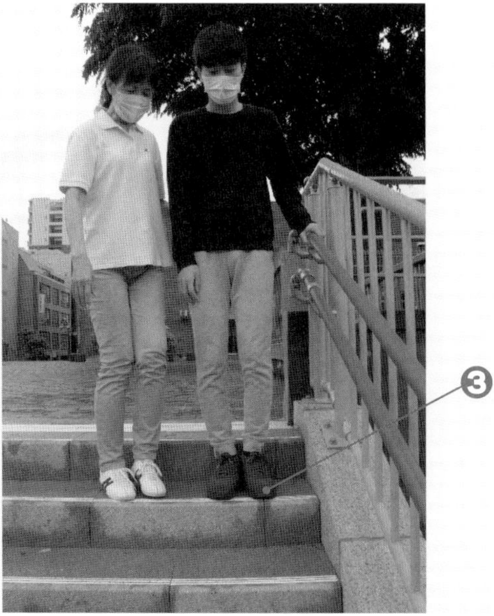

●動作	●声かけ
❸ 健側（左）の足を下の段に下ろしてもらう。	❸ 手すりにしっかりつかまりながら、左足（健側の足）を下の段に下ろしていただけますか。

ここに注意！

- つかまる手すりの位置を明確に伝えます。下りるときに体重がかかるため、手の位置が遠すぎると支えきれなくなる可能性があります。逆に近すぎると、下りにくくなります。
- 手すりを使って下りる場合、介護者は利用者の横について1段先に下り、必要に応じて脇を支えます。

▼杖を使って下りる場合（手すりがない場合）

1 患側（右）から支える

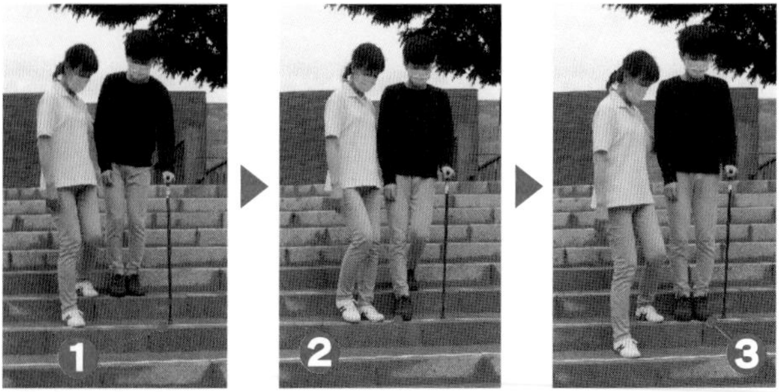

●動作

❶ 階段の手前で止まる。利用者から遠いほうの足を1段下に置き、健側（左）の手で持っている杖を1段下についてもらう。

❷ 患側（右）の足を1段下に置いてもらい、介護者は下の段に移動する。

❸ 利用者から遠いほうの足をもう1段下に置き、健側（左）の足を下の段に下ろしてもらう。

●声かけ

❶ 杖を下の段についていただけますか。

❷ 杖をしっかり持ち、右足（患側の足）を1段下に置いていただけますか。

❸ 左足（健側の足）を下の段に下ろしていただけますか。

ここに注意！

- 杖を使って階段を下りるときは、杖を1段下につき、患側の足を1段下ろし、健側の足を下ろします。
- 杖歩行の利用者を介助するときは患側から患側の腕と腰を支え、利用者から遠いほうの足を1段下に置いて、しっかり利用者を支えられるようにしてから、利用者に1段下りてもらいます。

POINT 13

歩行器を使う

One Point

歩行器は杖より安定性が高くなります。歩行器を活用すると、介助なしで歩くことができるので、利用者の意思で移動することが可能になり、行動範囲も広がります。

▼固定型歩行器で歩く

1 歩行器を前に出す

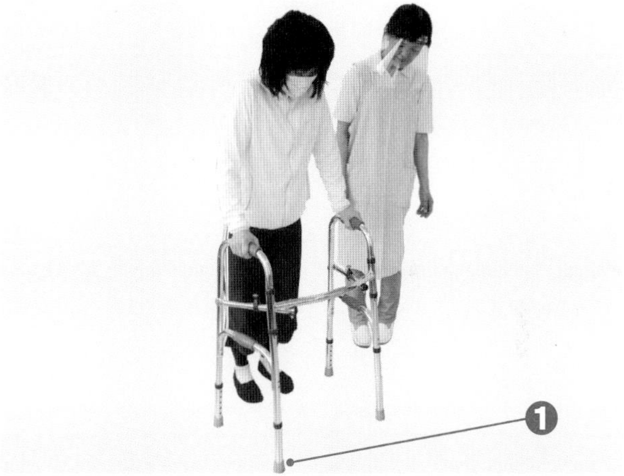

● 動作

❶ 歩行器を持ち上げて1歩分前に出してもらう。

● 声かけ

❶ 歩行器を前に出していただけますか。

ここに注意！

● 少し慣れてきたら、下を見ずに前を見て歩くように声をかけましょう。

2 片足ずつ前に出す

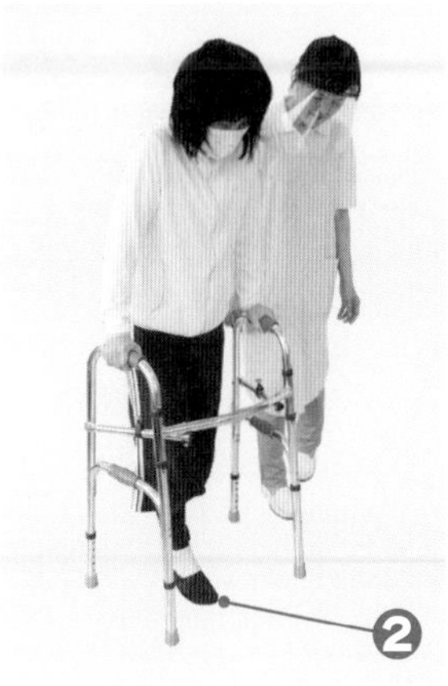

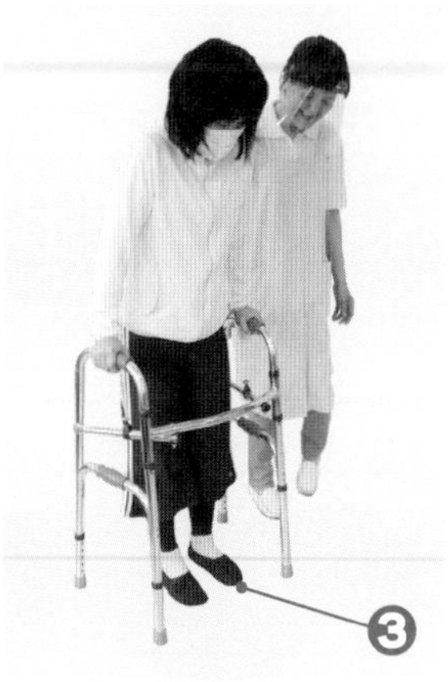

●動作	●声かけ
❷ 片足を前に出してもらう。	❷ 片足を１歩前に出していただけますか。
❸ 後ろの足を前に出して、両足を揃えてもらう。	❸ 後ろの足を前に出していただけますか。

column 歩行器の選び方と注意事項

◉利用者の状態に適した歩行器を選びます（参照 歩行器や歩行車の種類 ➡ 89 ページ）。

◉両手が使えるなら、固定型歩行器が適しています。枠で体を支えられます。キャスター付きの歩行器を活用すると、固定型歩行器よりも速く歩くことができます。

◉歩行器を握ったときに背中が曲がらないくらいの高さが適切です。

◉歩行器の足先のゴム部分がすり減っていたりすると、滑りやすくなります。すり減っていたら、交換しましょう。

POINT 14 視覚障害がある場合の歩行介助

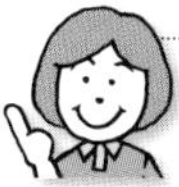

One Point

利用者の半歩前に立って、後ろから肘のすぐ上を握ってもらうか、肩に手を置いてもらいます。左右のどちら側に立つのがいいかは、利用者に決めてもらいましょう。歩いているときには、周囲の状況を具体的にイメージできるようなていねいな声かけを心がけます。

▼基本の介助

1 肘の上（上腕）を握ってもらい、半歩前を歩く

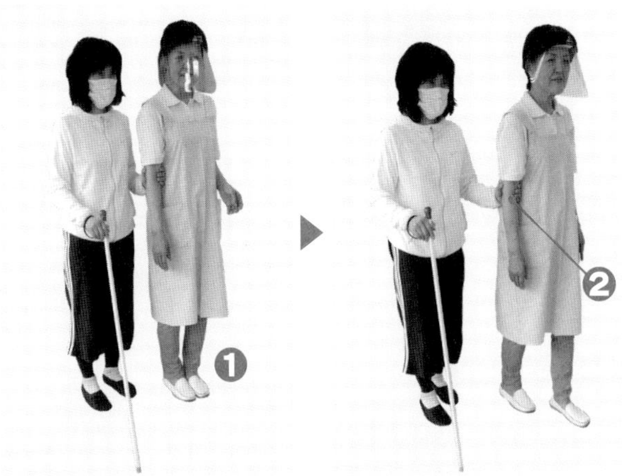

●動作	●声かけ
❶ 利用者が白杖を持っていない側の半歩前に立つ。	❶ 右側（左側）でよろしいですか。
❷ 利用者の手を誘導し、肘のすぐ上（または肩）を握ってもらう。	❷ 腕（肩）をつかんでいただけますか。

▼狭い通路や混雑している場合

1 一列になり後ろを歩いてもらう

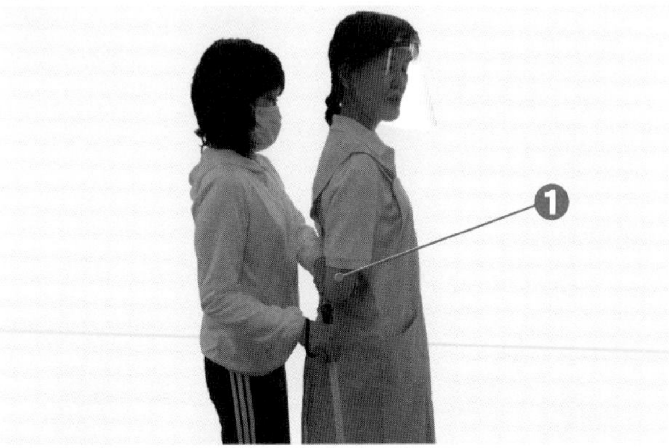

●動作

❶ 利用者に持ってもらっているほうの肘を曲げて背中に回し、肘から手首の間を持ってもらう。

●声かけ

❶ 道幅が狭いので、私の後ろを歩いていただけますか。

ここに注意!

● 背中に回した腕を持ってもらうときは、利用者の肘が伸びて介護者と体が離れすぎないように注意します。

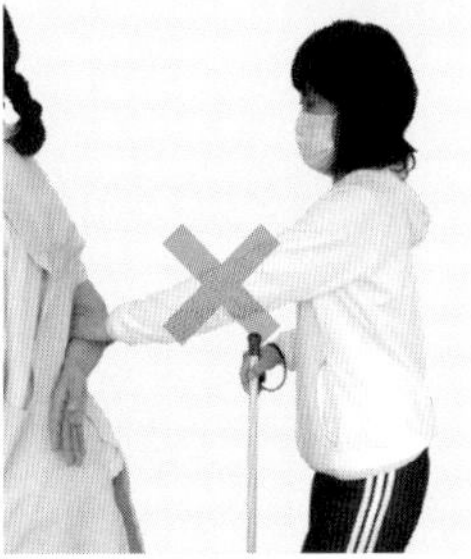

column 歩行介助のいろいろ

◉利用者が白杖を持っていないほうに立つのが基本ですが、歩道がない狭い道路や路肩が1段高くなっている場合などは、利用者が安全に歩ける側に立ちます。

◉介護者の背が低い場合は、介護者の肩をつかんでもらいます。

◉後ろを歩いてもらう場合には、背中に回した腕を持ってもらうほか、肩に手を置いてもらったり、背中に手を当ててもらうなど、利用者が安心できる方法を確認するといいでしょう。

◉路上に障害物がある場合には、到達前に障害物があることを説明し、左右のどちら側に避けるかを伝えます。利用者の足元だけでなく、顔や体に木の枝などの障害物が当たることのないよう注意しましょう。

◉曲がるときは、斜めに進んだりせずに、直進して立ち止まり、そのあと90度に曲がります。

POINT 15

視覚障害がある場合の階段昇降と段差の介助

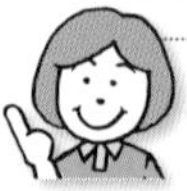

One Point

階段があるときは上りか下りかを伝えたあとで、まず1段目を確認してもらいます。階段が終わるときには、終わることを声かけします。手すりがあるときはそのことを伝え、利用者の希望があれば手すりを持ってもらいます。このとき、白杖は介護者が預かってもいいでしょう。

▼階段を上る(下りる)

1 階段を上る(下りる)ことを伝える

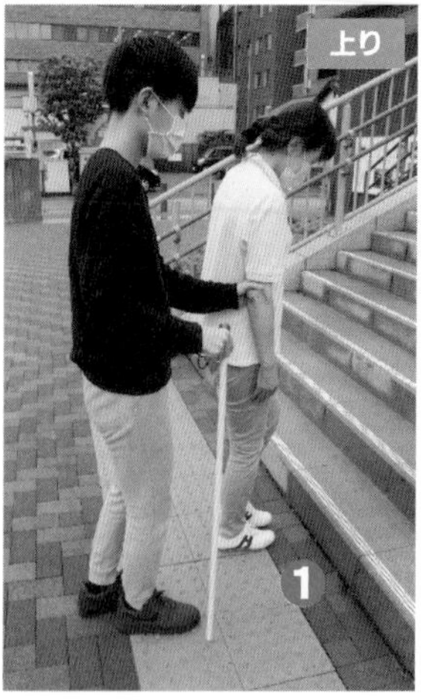

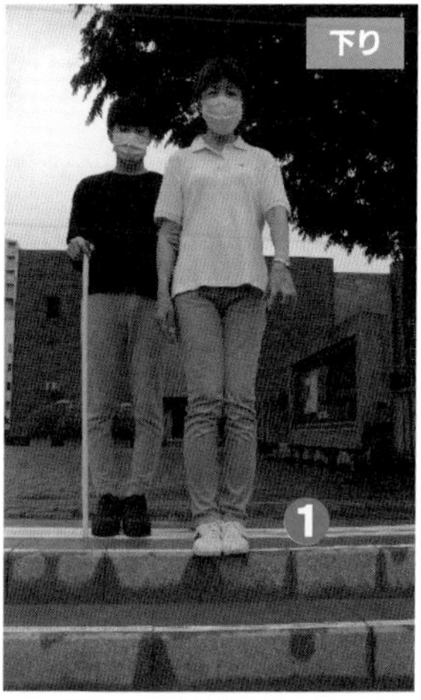

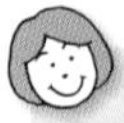

●動作

❶ 階段の手前で止まり、段の高さや段数を説明する。段の高さを確認してもらう。

❷ 利用者に階段を上って(下って)もらう。

●声かけ

❶ 上り(下り)の階段があります。段の高さを確認していただけますか。

❷ ゆっくり1段上って(下って)いただけますか。

2 階段が終わることを伝える

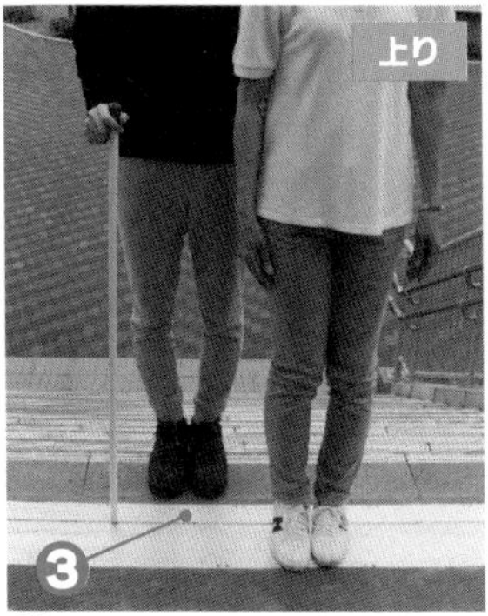

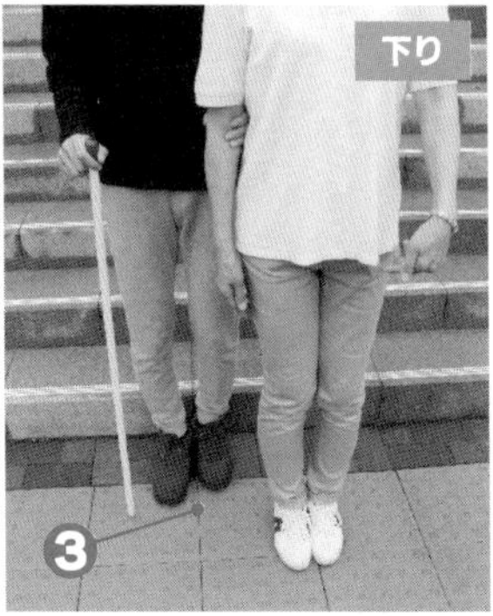

● 動作

③ 階段が終わることを伝え、最後の1段を上ったら(下りたら)、自分の後ろに1人分のスペースをあけて止まる。

● 声かけ

③ あと1段で階段は終わりです。上りきったら(下りきったら)止まります。

ここに注意!

- 下りの階段の手前で止まるときは、介護者は爪先が少し出るくらいの位置に立ち、利用者が階段の手前で立ち止まれるようにしましょう。
- 階段の上り下りの際は、介護者と利用者の体が離れすぎないように、利用者が上り下りする速度で進みます。また、途中で立ち止まったり振り返ったりしないで、一定のリズムで上り下りするようにします。

column 具体的に伝えよう

◉階段や段差、障害物のほか、曲がり角や坂がある場合なども、「次の角を右に曲がります」「ゆるやかな上り坂です」などと具体的な説明を心がけましょう。

▼またぐことができる段差や溝を越える

1 またぐことができる段差や溝があることを伝える

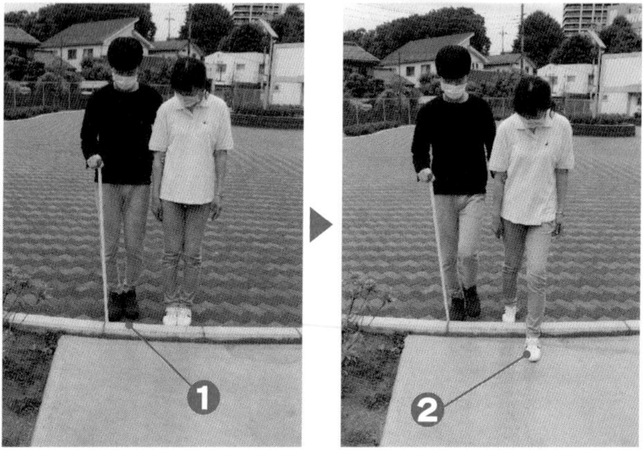

●動作

❶ 介護者の爪先に障害物が当たるくらいの位置で止まり、またぐことができる段差や溝があることを伝え、白杖で確認してもらう。

❷ 介護者が先に越えてから、段差や溝を越えてもらう。

●声かけ

❶ 幅○センチくらいで高さが○センチくらいの段差があります。確認していただけますか。

❷ 私が先に越えますので、気を付けてまたいでください。

ここに注意！

●「段差」には、歩道のように車道より高くなる段差や、またぐことができる障害物のような段差があるので、具体的に説明しましょう。

POINT 16 車いすで坂を移動

One Point

坂を上るときは車いすに体を近づけて、押し出すように力をかけます。坂を下りるときは後ろ向きに下ります。ブレーキがついている場合は、左右同じようにブレーキをかけながら下ります。

▼坂を上る

1 車いすと体を近づけて押す BM2 BM3

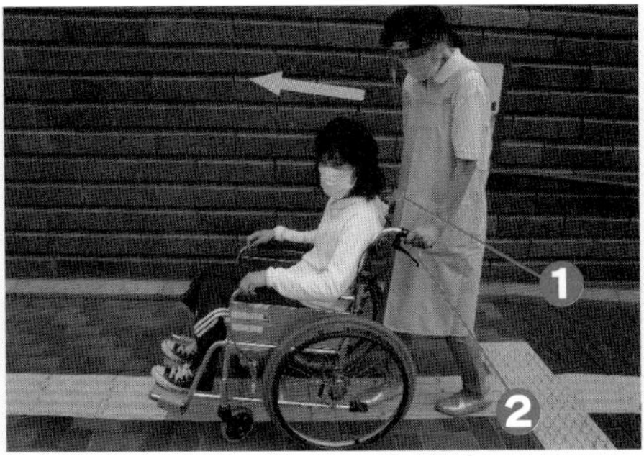

● 動作

❶ 車いすと体を近づける。

❷ 押し出すように力をかける。

● 声かけ

❶ 坂を上りますが、よろしいですか。

❷ 押しますので、背もたれに体をつけていただけますか。

ここに注意！

● 坂を上るときは、後ろに下がる力に負けないように、足を前後に開いて強くしっかりと踏み込みます。車いすと自分の体を近づけたほうが力が入ります。

▼坂を下りる

1 後ろ向きに下りる BM2 BM3

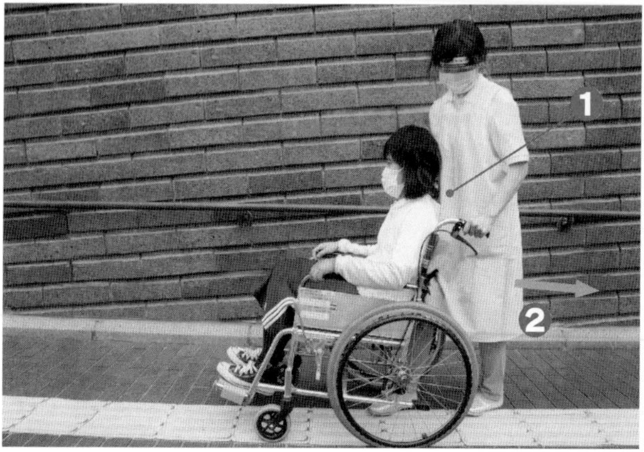

● 動作

❶ 車いすと体を近づける。

❷ 後ろ向きに坂を下りる。

● 声かけ

❶ 後ろ向きで坂を下りますが、よろしいですか。

❷ 後ろ向きで下りますので、背もたれに体をつけていただけますか。

ここに注意！

● 坂を下りるときは後ろ向きになるので、介護者は振り返って後方を確認しながら、スピードが出ないように気を付けましょう。

2 ブレーキをかけながら下りる

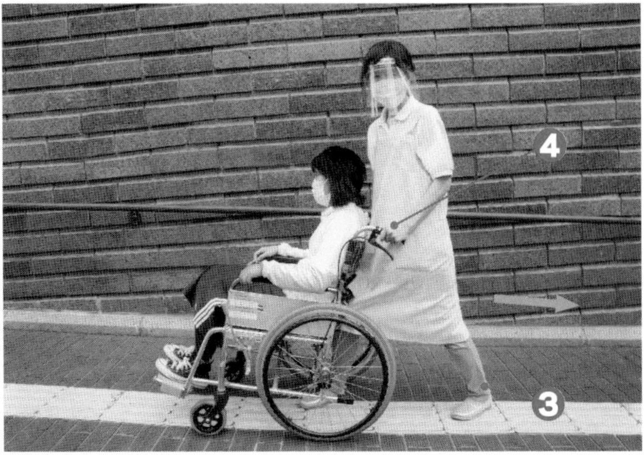

● 動作

❸ スピードが出ないように車いすの背中に足をつけて支え、足を開いてゆっくり下りる。BM1

❹ ブレーキがあるなら、必要に応じて左右同じようにブレーキをかける。

● 声かけ

❸ ゆっくり下ります。

❹ スピードはこのくらいでよろしいですか（ご気分は大丈夫ですか）。

ここに注意！

- ごくゆるやかな坂の場合、利用者に確認して問題がなければ、前向きに下りてもかまいません。ただし、くれぐれも判断は慎重に行いましょう。

POINT 17 車いすで段差を越える

One Point

段差を上がるときは、ティッピングレバーを踏み込んで前輪を上げて段差を越えたら、ゆっくり車いすを押して後輪を上げます。段差を下りるときは後ろ向きで、先に後輪をゆっくりと下ろしたら、前輪を上げた状態で車いすを後ろに引き、静かに前輪を下ろします。

▼段差を上がる

1 前輪を上げる

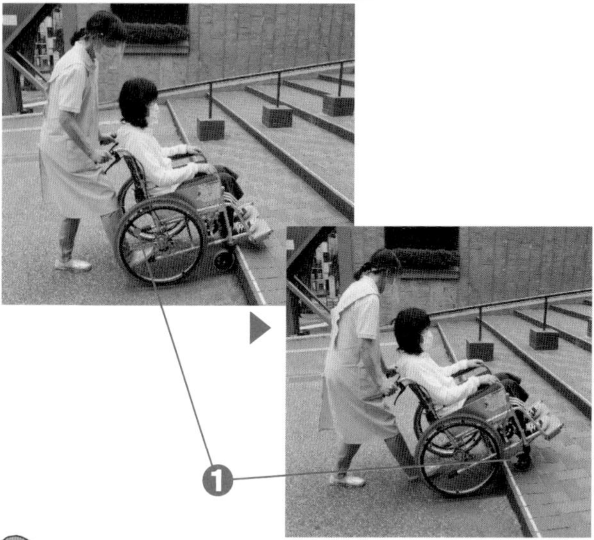

● 動作

❶ ティッピングレバーを踏んで前輪を上げ、前輪を段差の上に上げる。

● 声かけ

❶ 前輪を上げますので、背もたれに体をつけていただけますか。

2 後輪を上げる

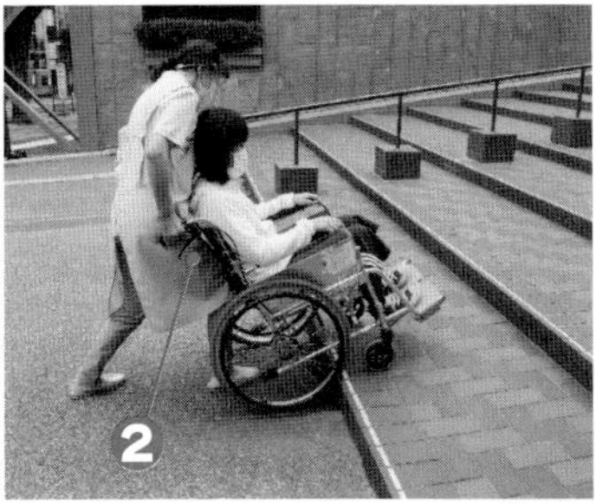

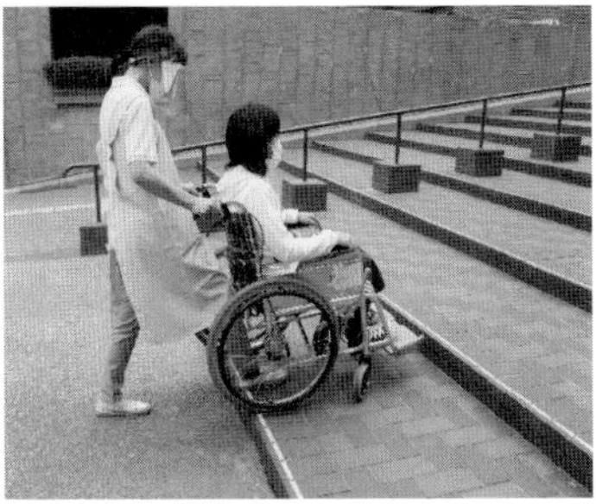

● 動作	● 声かけ
❷ 後輪を上げ、段差を上がる。	❷ 続いて後輪を上げますので、少し背もたれに寄りかかっていただけますか。

ここに注意!

- 段差に前輪と後輪をしっかりつけて、ブレないようにします。
- 段差が大きいときや利用者との体重差があるときは、体を横に向けて、体全体で車いすを押しましょう。

▼段差を下りる

1 後ろ向きに下りる BM2 BM3

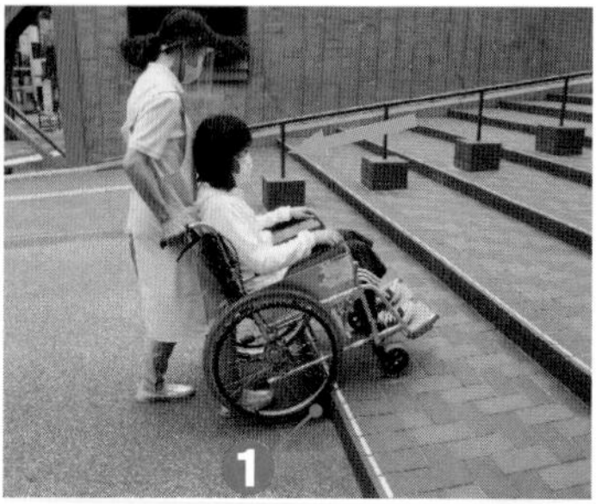

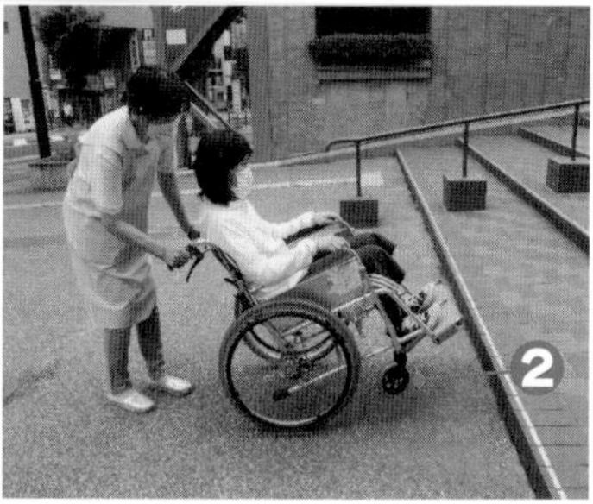

●動作	●声かけ
❶ 後ろ向きに、ゆっくり後輪を段から下ろす。	❶ 後ろ向きに段を下りますので、背もたれに体をつけていただけますか。
❷ 前輪を上げたまま車いすを後ろに引く。	❷ 後ろに下がります。
❸ 必要に応じてティッピングレバーで加減しながら、ゆっくり前輪を下ろす。	❸ 前輪を下ろします。

ここに注意!

- 前輪が段差を下りたときに「ガタン」という衝撃が生じないように、車いすを後ろに引きながら後退します。

column ティッピングレバーの操作

◉上るときも下りるときも、グリップをしっかり握り、ティッピングレバーで前輪の上げ下げを加減します。

◉前輪を上げるときは、腕（ハンドル）と足（ティッピングレバー）にタイミングよく力を入れるのがコツです。タイミングが悪いと、前輪が上がりません。力を入れる向きにも注意しましょう。

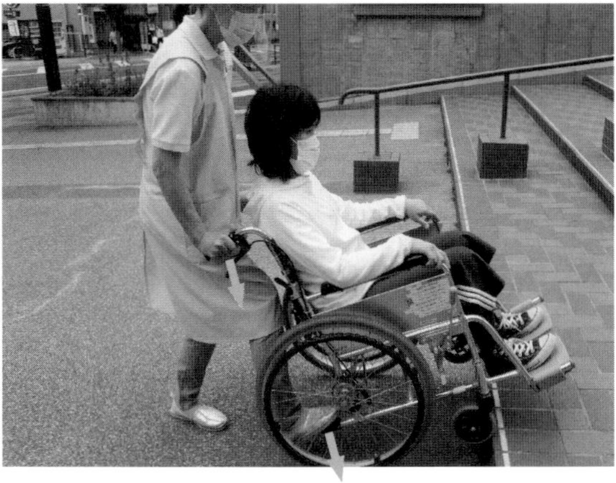

POINT 18

ベッドから車いすへの移乗

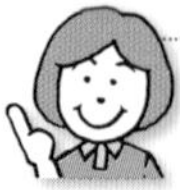

One Point

車いすは利用者の健側の頭側にベッドと15～20度くらいの角度で置き、ブレーキをかけたらフットサポートを上げます。アームサポートが外せたり、持ち上げられたりする車いすの場合は、ベッド側のアームサポートを持ち上げて(外して)おきましょう。

▼右麻痺がある場合

1 移乗の準備をする（仰臥位から端座位になる）

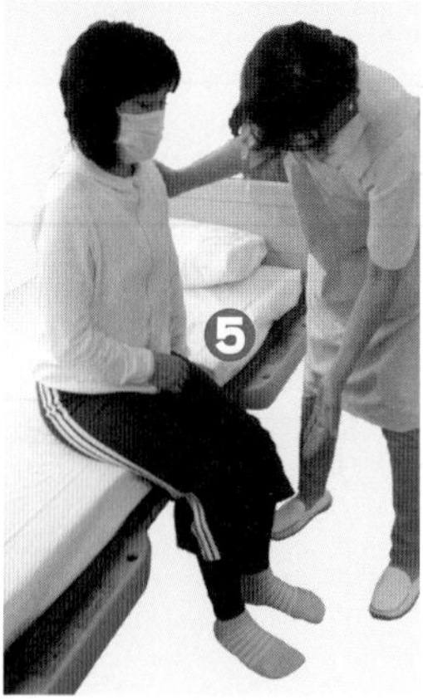

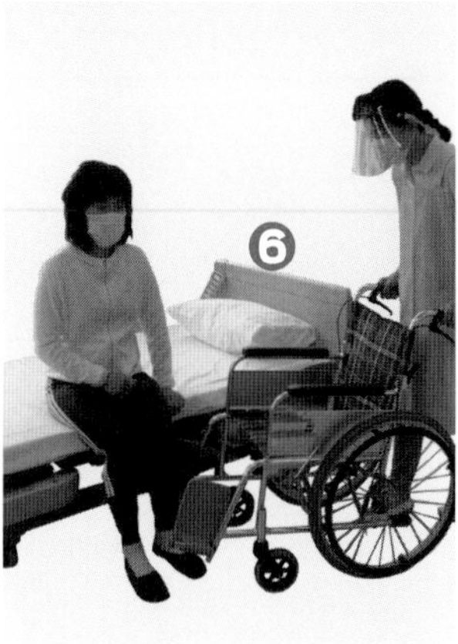

動作	声かけ
❶ 健側（左）から利用者の目線に合わせて声をかける。	❶ 車いすに移っていただけますか。
❷ 利用者の腰のあたりに両足を開いて立ち、利用者に膝を立ててもらい側臥位にする。両足をベッドの端に移動してもらう。	❷ 膝を立てて、私のほうを向いていただけますか。足をベッドの端に移動していただけますか。
❸ 肩や腕に触れながら、起き上がる手順を説明する。	❸ 肩、肘、手をベッドに突いて起き上がっていただきます。
❹ 右手で利用者の右肩甲骨を、左手で大腿部を支える。臀部を軸にして、回転するように体を起こす。	❹ ゆっくり起き上がっていただけますか。
❺ 足が床につくように、浅く座ってもらう。	❺ （ベッドに）浅く座っていただけますか。足が床についていますか。
❻ 健側（左側）にベッドと15～20度くらいの角度で車いすを置き、ブレーキをかけたらフットサポートを上げる。	❻ 車いすを用意します。

ここに注意！

- 仰臥位から側臥位、側臥位から端座位になるときの介助について、詳しくは「Point01 ベッドで寝返る」「Point02 ベッドで上半身を起こす（右側からの介助）」を参照してください（麻痺のある患側が逆になります）。

2 ベッドから立ち上がる

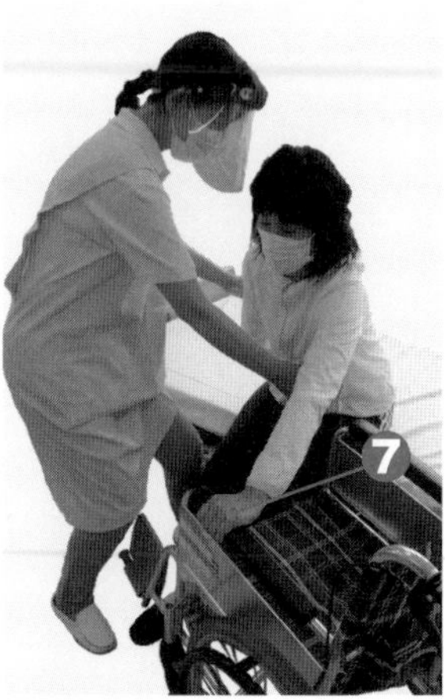

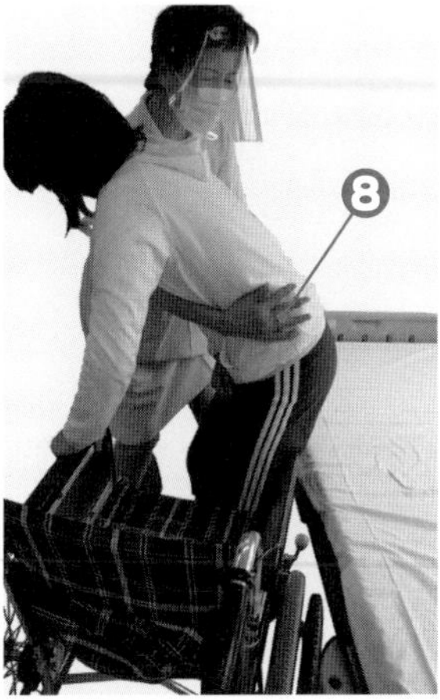

● 動作

❼ 健側（左）の手でアームサポートの健側（左）の側をしっかりつかめているか確認する。

❽ 健側（左）の足を立ちやすい位置に引いてもらい、立ち上がったあと、患側（右側）を保護する。

BM1 BM2 BM3

● 声かけ

❼ 左手（健側の手）でアームサポートの左側（健側の側）をつかんでいただけますか。

❽ 左足（健側の足）を引いて、お辞儀をするようにして立っていただけますか。

ここに注意!

● 詳しくは「Point03 ベッドから立ち上がる」を参照してください。

3 車いすに座る

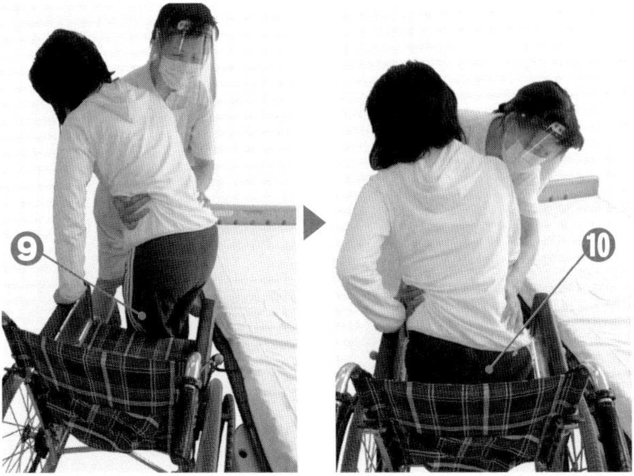

●動作	●声かけ
⑨ 健側（左）の足を軸にして体を回し、車いすに座ってもらう。患側（右）の足に体重がかかるため、倒れないように保護する。 BM1 BM2 BM3	⑨ 左足（健側の足）を軸に体を回して、車いすに座っていただけますか。
⑩ 車いすに深く座ってもらう。	⑩ 車いすに深く座っていただけますか。

ここに注意！

- 利用者が車いすに移る前に、必ずブレーキがかかっているか確認します。

4 フットサポートに足を乗せる

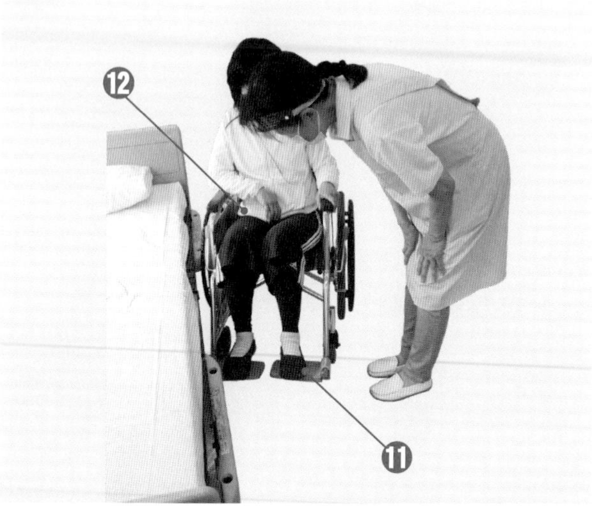

●動作

⓫ フットサポートを下ろして、足を乗せてもらう。

⓬ 座位が安定していることを確認する。

●声かけ

⓫ フットサポートに足を乗せていただけますか。

⓬ ふらふらしませんか。

column 車いすに移乗しやすくするポイント

◉ベッドの高さを調節できるなら、車いすの座面と同じか少し高いくらいにしておくと、移乗しやすくなります。

◉車いすに腰を下ろすときに介助が必要な場合は、介護者は自分の足が車いすのフットサポートの外側になるようにします。

POINT 19 車いすからベッドへの移乗

One Point

利用者の健側からベッドの足元側に近づき、15～20度くらいの角度で横づけしたら､ブレーキをかけてフットサポートを上げます。自分でブレーキをかけたり、フットサポートを上げることができれば、利用者にやってもらいます。

▼右麻痺がある場合

1 健側（左）からベッドの足元側に近づく

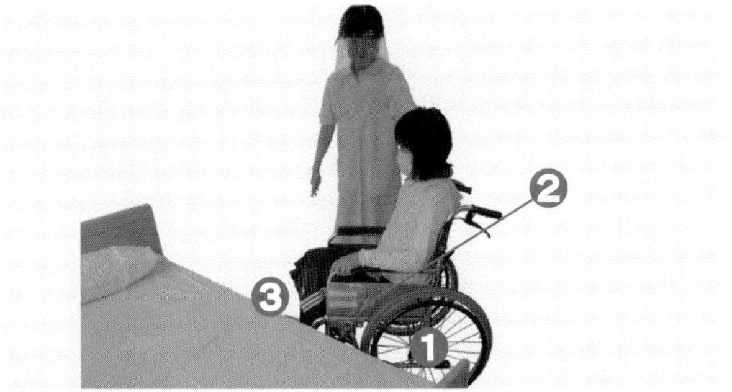

●動作

❶ 健側（左）からベッドに近づき、15～20度くらいの角度で横づけする。
❷ ブレーキをかけてもらう。
❸ フットサポートを上げてもらう。

●声かけ

❶ ベッドに移っていただけますか。
❷ ブレーキをかけていただけますか。
❸ フットサポートを上げていただけますか。

ここに注意！

● 利用者が自分でブレーキをかけたり、フットサポートを上げたりできない場合には、必要に応じて介助します。

2 車いすから立ち上がる

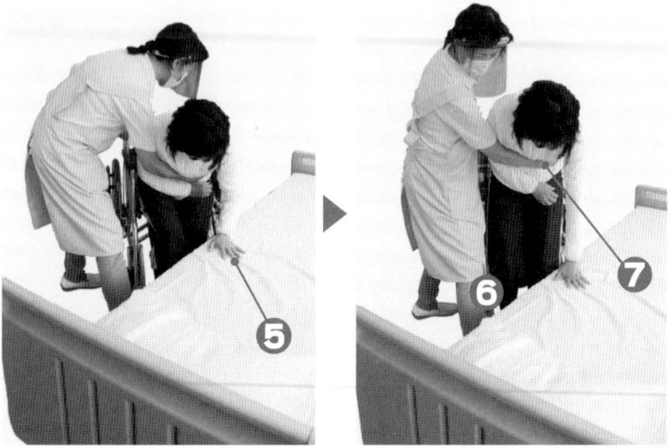

●動作	●声かけ
❹ 車いすに浅く座ったことを確認する。	❹ 浅く座っていただけますか。
❺ 健側（左）の手をベッドについてもらう。	❺ 左手（健側の手）をここ（具体的な位置を示す）についていただけますか。
❻ 健側（左）の足を引いたことを確認する。	❻ 左足（健側の足）を引いていただけますか。
❼ 立ち上がったあと、患側（右側）を保護する。 BM1 BM2 BM3	❼ お辞儀をするようにして、立っていただけますか。

ここに注意！

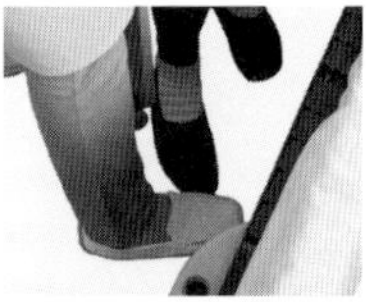

- 立ち上がるときは、健側の足を少し引きます。
- 利用者の患側（右）の足が前に動かないように、利用者の爪先を、介護者は自分の足でブロックするといいでしょう。

3 ベッドに移る

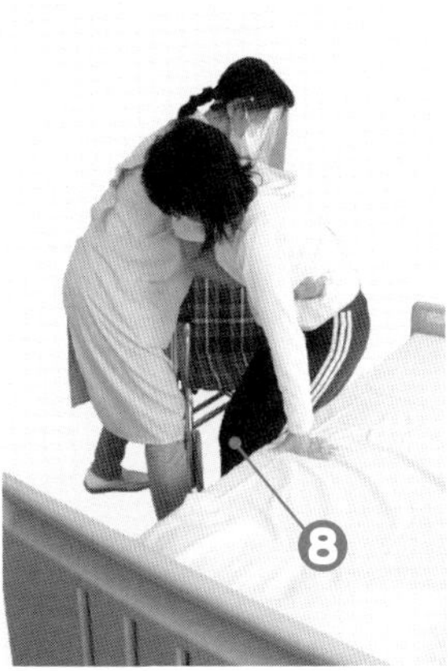

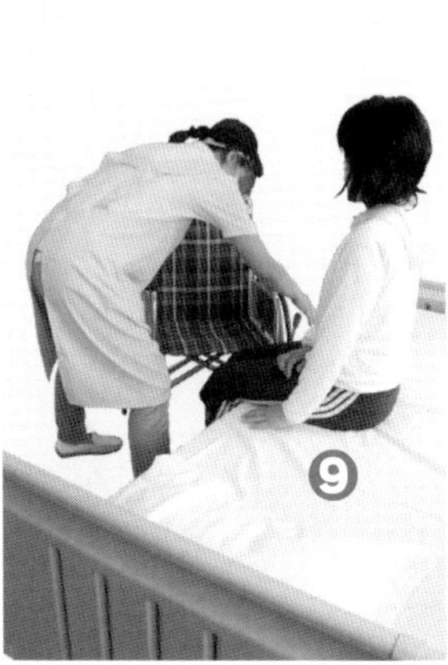

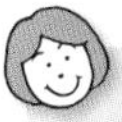

●動作	●声かけ
❽ 健側（左）の足を軸にして体を回し、ベッドに座ってもらう。患側（右）の足に体重がかかるため、倒れないように保護する。	❽ 左足（健側の足）を軸に体を回して、ベッドに座っていただけますか。
❾ ベッドに深く座ってもらう。状態に応じて介助する。	❾ ベッドに深く座っていただけますか。

column ベッドに移りやすくするポイント

◉ベッドの高さを調節できるなら、車いすの座面と同じか少し低いくらいにしておくと、ベッドに移乗しやすくなります。

◉ベッドに移ったあと、横になりやすいような位置に腰を下ろします。端座位から側臥位や仰臥位になったとき、頭がヘッドボードにぶつからないような位置に座ります。

介護の基礎知識 ③
車いすの種類と特徴

車いすには大きく分けて、自分で動かす「自走用」と、介護者に押してもらう「介助用」の２種類があります。両方の機能を兼ね揃えた兼用の車いすもあります。
また、「電動タイプ」のものには、自走用はもちろん、電動アシスト機能のついた介助用もあります。屋外走行用の電動四輪車（バイクなどのようにハンドルで操作するもの）もあります。

◉自走介助兼用車いすの各部の名称

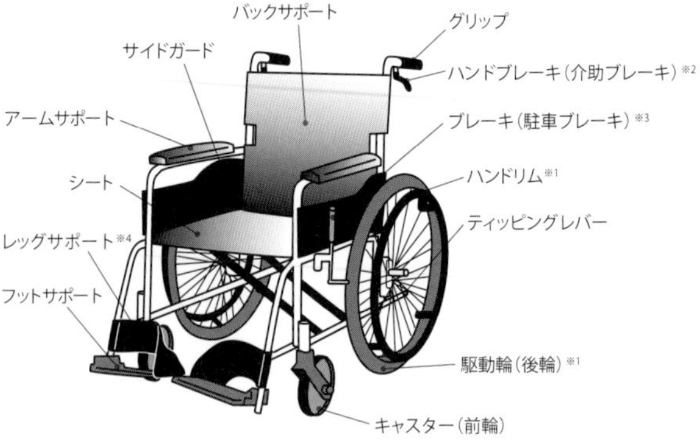

車いすに座るときは、背もたれに背をつけて深く腰かけ、フットサポートに足を乗せます。フットサポートに足を乗せてから体勢を整えようとすると、車いすが前方に傾くなどバランスを崩すことがあるので、注意しましょう。
車いすは要介護２以上であれば、スポーツ型や浴用型、特殊型（特殊な用途のもの）を除き、福祉用具貸与の給付対象です。

※１　大きな後輪にハンドリムがついているのは、自走用の特徴。介助用の後輪は小さく、ハンドリムはついていない。
※２　グリップにハンドブレーキ（介助ブレーキ）がついているのは、介助用の特徴。自転車のブレーキのように、握るとブレーキがかかる。
※３　後輪のブレーキは車いすを停止させておきたいときにも使う。タイヤを押さえつけて固定する。
※４　レッグサポートは足が後ろに落ちないようにサポートするもので、両足のフレームに横に張られたもの（左右に分かれていないもの）もある。

車いすの種類

◉自走用

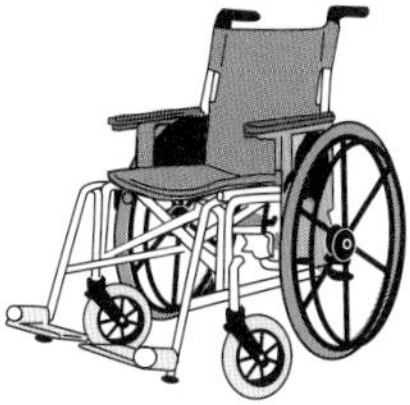

利用者が自分で動かすために、後輪にハンドリムがついている車いすです。片麻痺がある場合は、患側の足をフットサポートに乗せ、健側の手で後輪を回しながら、健側の足で床を蹴るようにして舵を取ります。

◉介助用

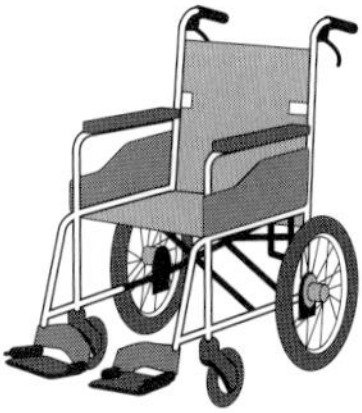

利用者は操作せず、介護者が動かすタイプのため、後輪が小さい車いすです。自走用よりも幅が狭く全体に小さいため、狭い屋内などでも使いやすくなっています。

◉リクライニング式（自走用・介助用）

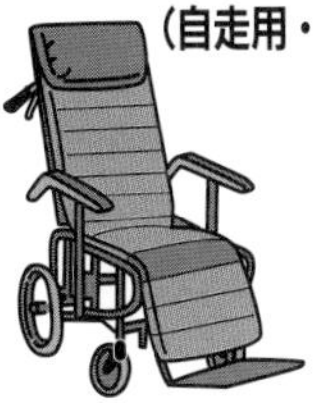

背もたれの角度を調整できます。

◉ティルト式（自走用・介助用）

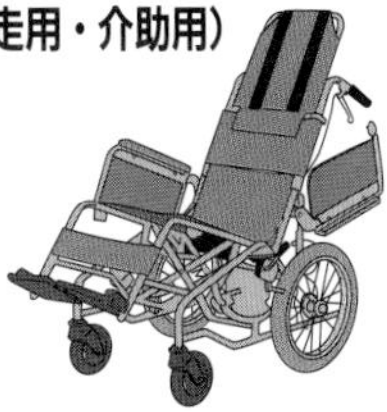

背もたれと座面の角度を保ったまま、座面ごと背もたれを後ろに傾けることができます。

◉電動式（自走用・介助用）

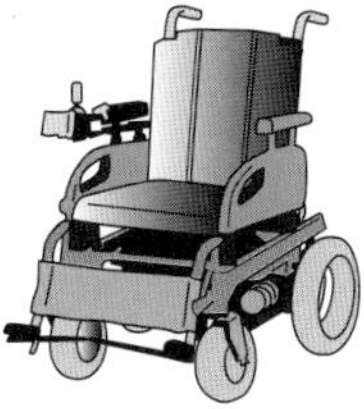

駆動輪を電気で動かし、ジョイスティックなどを使って手元（指先）で操作します。電動ユニットを装着するアシストタイプもあります。

◉電動四輪車（自走用）

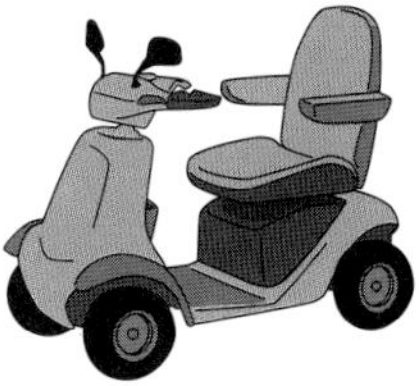

屋外走行用で、利用者がハンドルで操作します。

杖や歩行器の種類

筋力の低下や疾患などにより、一人で歩くことに不安がある場合には、杖や歩行器、歩行車など歩行を補助するための福祉用具を利用します。

杖の種類

　杖にはいろいろな種類があるので、利用者の状態にあわせて、適したものを選びます。

◉T字型杖

握り（グリップ）がT字型で力をかけやすいので、下肢がやや弱っていても、手や腕で体を支えられる人などに適しています。

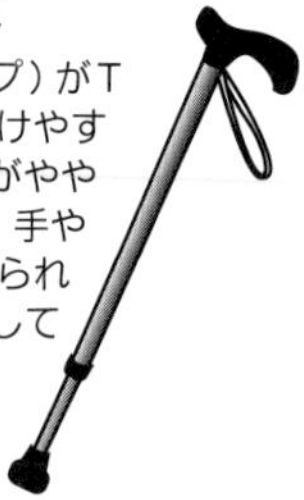

◉四脚杖（4点杖）

福祉用具貸与の給付対象

支持面が広いので安定性があります。体重をかけても倒れにくいため、歩くときのバランスが悪い人などに適しています。三脚杖とあわせて多脚杖（多点杖）ともいいます。屋外での使用には向きません。

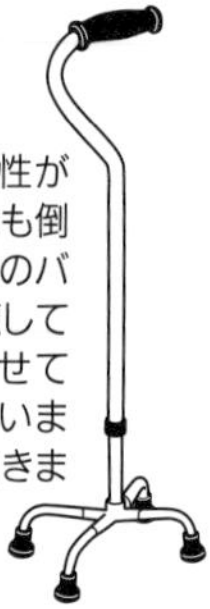

◉ロフストランドクラッチ

福祉用具貸与の給付対象

握り部分と前腕のカフ部分の2か所で支えられるので、握力が弱い人などに適しています。

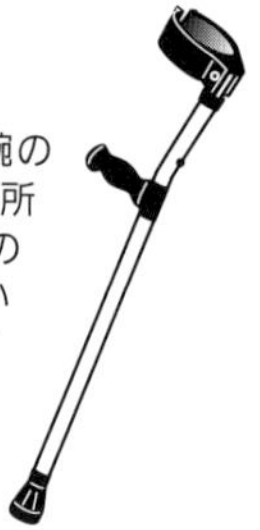

◉サイドケイン

福祉用具貸与の給付対象

多脚杖よりもさらに安定性が高く、歩行器から杖に移行するための歩行練習などで使われることが多いタイプです。

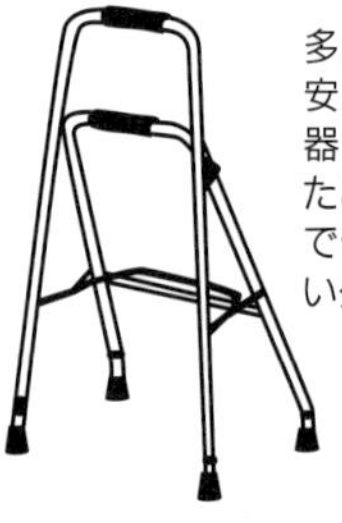

歩行器や歩行車の種類

杖よりも安定性があるため、歩くときにふらつきが大きい人や、下肢の力が弱い人などに適しています。

◉固定型歩行器

福祉用具貸与の給付対象

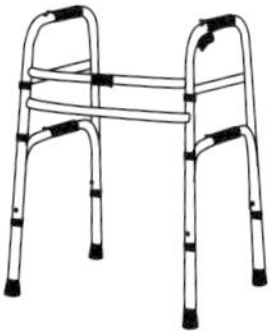

両手で持ち上げて移動するので、上肢に障害がない人などに適しています。
前の2脚(または4脚)にキャスター(車輪)がついているタイプもあります。

◉交互型歩行器

福祉用具貸与の給付対象

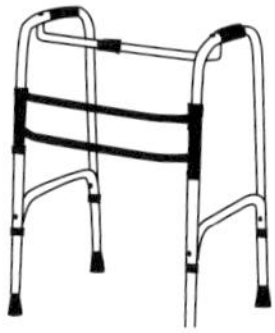

左右の枠を交互に前に出して移動するので、片麻痺がある人には適していません。

◉肘支持型歩行車

福祉用具貸与の給付対象

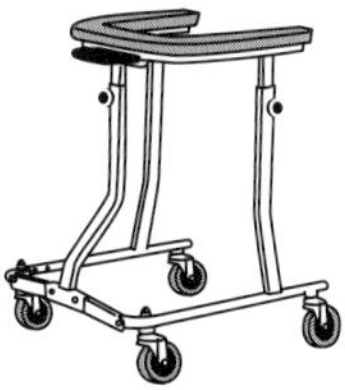

上部に肘をついて体を支えられるので、歩行訓練の初期に適しています。

◉四輪歩行車

福祉用具貸与の給付対象

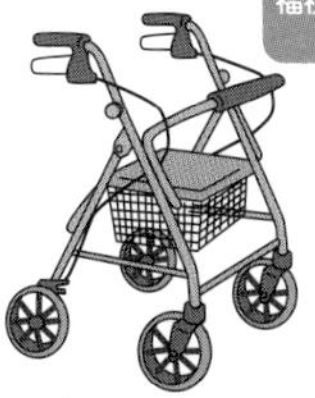

休憩用の腰かけや荷物入れがついているので、杖や歩行器では長く歩けない人や外出(屋外での使用)に適しています。

◉シルバーカー

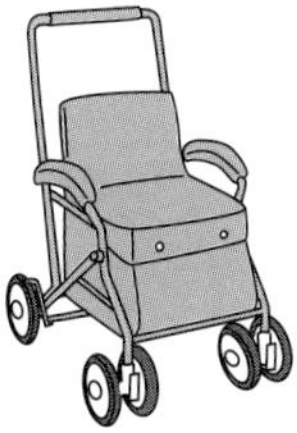

休憩用の腰かけや荷物入れがついているので、外出(屋外での使用)に適しています。自立歩行できる人が、荷物を運んだり、休憩しながら移動したりするのに便利です。

歩行介助のときの介護者の立ち位置

歩行介助のときは、基本的には次のようなルールで利用者の横に立ち、脇と腰を支えます。

- 利用者に麻痺や障害などがある場合は患側
- 杖や手すりを持っているときは、その反対側
- それ以外のときは利用者の利き手の反対側

	介助方法	特徴など
手引き歩行	向かい合わせに立ち、利用者に腕を持ってもらい介護者は利用者の肘を支える。	・利用者の前後への転倒を回避しやすい。 ・重度の歩行障害がある場合や、短い距離の移動に適している。 ・介護者は後ろ向きに歩くため、介護者自身も転倒の危険がある。 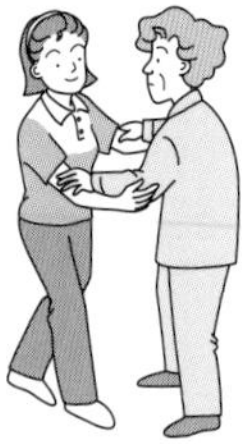
寄り添って歩く	利用者が右利きの場合は原則として左側に立ち、一緒に歩く。右腕を利用者の左脇に差し込んで支え、左手で利用者の左手を握る。	・2人とも進行方向を向いているため、障害物などへの対応がしやすく、長い距離の移動に適している。 ・利用者は自力歩行のバランスがとりやすい。 ・介護者は利用者の状態を把握しやすい。 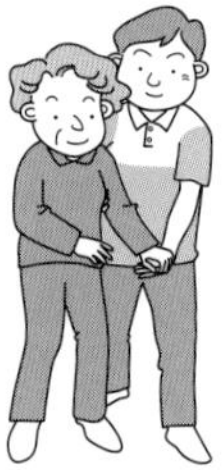

	介助方法	特徴など
麻痺がある場合	患側のやや斜め後ろに立ち、腰を支える。利用者の状態によっては、患側の上腕部を支え、もう一方の手を腰に回して支える。	・健側の足を出すときは、患側に体重がかかるように支える。 ・介護者は利用者が患側でバランスを崩さないように見守る。 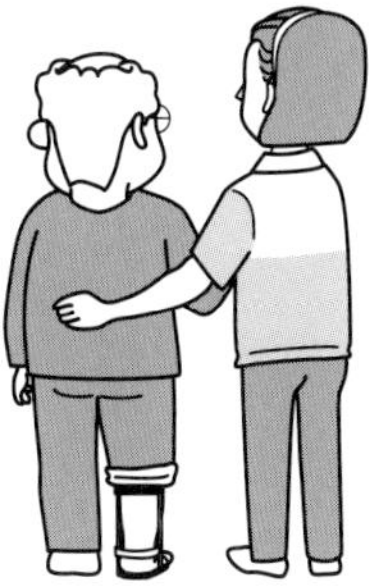
杖歩行	杖を持っていない側に立ち、利用者の脇に手を入れて体を支え、もう一方の手で杖を持っていない手を握る。利用者の状態によっては、後ろから両手で腰を支えたり、片手を腰に回して支える。	・利用者の歩幅やリズムにあわせて、利用者と同じほうの足を前に出す。 ・杖を持っていない側に利用者の体が傾かないように支える。 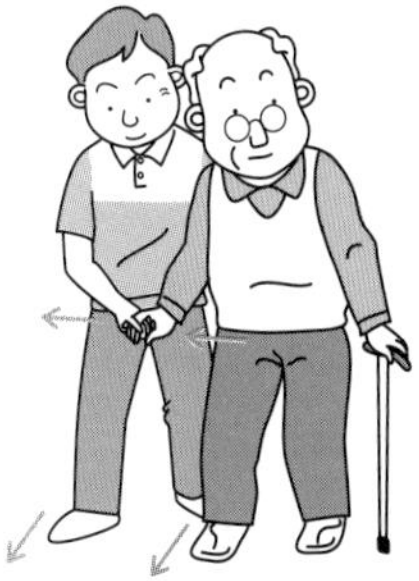

	介助方法	特徴など
視覚障害がある場合	白杖を持っていない側で利用者の半歩前に立ち、後ろから肘のすぐ上を持ってもらう。	・介護者は２人分の幅があることを確認しつつ歩く。 ・障害物があるときや歩くルートを変えるときなどは、必ず事前に声をかける。 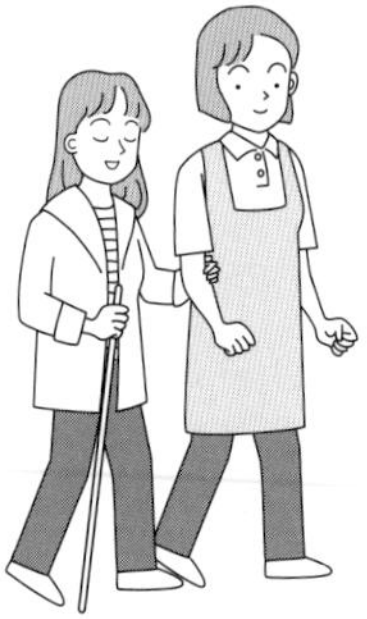
階段昇降	上るときは後ろから腰を支え、下りるときは前から脇（または腰）を支える。 自力で上り下りできる場合は、上るときは利用者の斜め後ろ、下りるときは斜め前に立って、バランスを崩したときに支えられるよう見守る。	・杖歩行の場合、上るときは「杖→健側→患側」の順、下りるときは「杖→患側→健側」の順に足を出す。 ・健側の足に常に重心をかけるように意識すると、安全に上り下りしやすい。 ・杖を使わない利用者の場合は、手すりを持ってもらったほうが安全に上り下りできる。 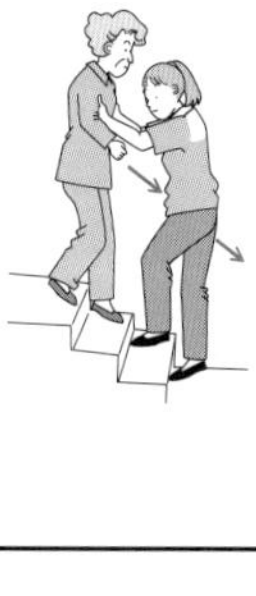 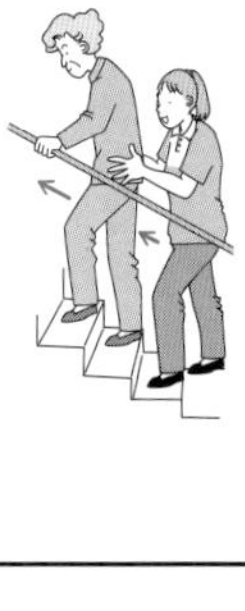

第3章

衣服の着脱・整容

POINT 20

座って前ボタンの服（長袖）を脱ぐ

One Point

「脱健着患」が基本です。脱ぎにくいときは患側の肩からシャツを外してから健側の肩を外すと、健側の腕を抜きやすくなります。伸縮性のある生地や少し大きめのサイズを選ぶと着替えやすくなります。

▼軽度の左麻痺がある場合

1 ボタンを外す

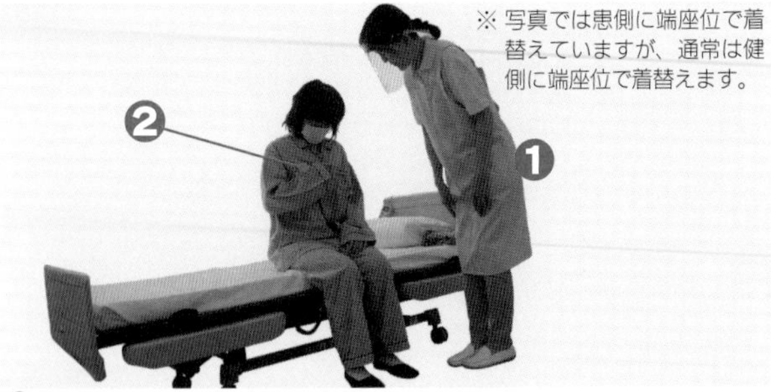

※ 写真では患側に端座位で着替えていますが、通常は健側に端座位で着替えます。

●動作	●声かけ
❶ 座位の安定した姿勢を確認し、利用者の患側（左側）寄りに立つ。	❶ シャツを脱いでいただいてもよろしいですか。
❷ ボタンを外してもらい、できないところは介助する。	❷ 右手（健側の手）でボタンを外していただけますか。

ここに注意！

- 着替える場合には、あらかじめ着替えの服を用意して、利用者の了承を得ます。
- ボタンを外しにくい場合は、ボタンをマジックテープに替えたり、ボタンの穴を大きめにするなどの工夫も必要です。

2 健側（右）の腕を抜く

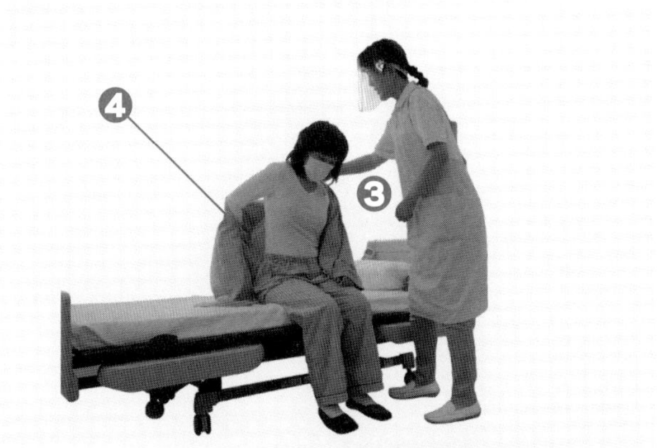

動作

❸ 健側（右）の手で、患側（左）の肩からシャツを外してもらう。

❹ 袖から健側（右）の肘を抜き、そのまま腕を抜いてもらう。利用者の状態に応じて介助する。

声かけ

❸ 右手（健側の手）で左（患側）の肩からシャツを外していただけますか。

❹ 右腕（健側の腕）を袖から抜いていただけますか。

ここに注意！

- 利用者が自分でできるところまでは、自分でやってもらうようにしましょう。
- 脱ぎにくいときは、最初に患側の肩からシャツを外しておくと、健側の腕を抜きやすくなります。利用者の状態に応じて、肩からシャツを外す介助を行います。

3 患側（左）の腕を抜く

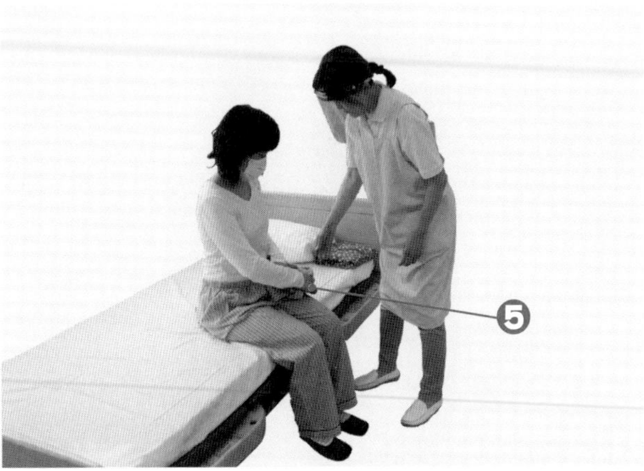

●動作

❺ 健側（右）の手で患側（左）の腕から袖を抜いてもらう。

●声かけ

❺ 右手（健側の手）で左腕（患側の腕）から袖を抜いていただけますか。

ここに注意！

- 健側の腕が抜けたら、利用者に患側の腕から袖を抜いてもらいます。
- 続けてズボンをはき替える場合などは、脱いだ服を預かって、ベッドの足元などにたたんでおきます。

POINT 21

座って前ボタンの服（長袖）を着る

One Point

「脱健着患」が基本です。着にくいときは袖に患側の腕を肘まで通したら、健側の腕を袖に通して、肩まで上げます。伸縮性のある生地や少し大きめのサイズを選ぶと着替えやすくなります。

▼軽度の左麻痺がある場合

1 患側（左）の腕を袖に通す

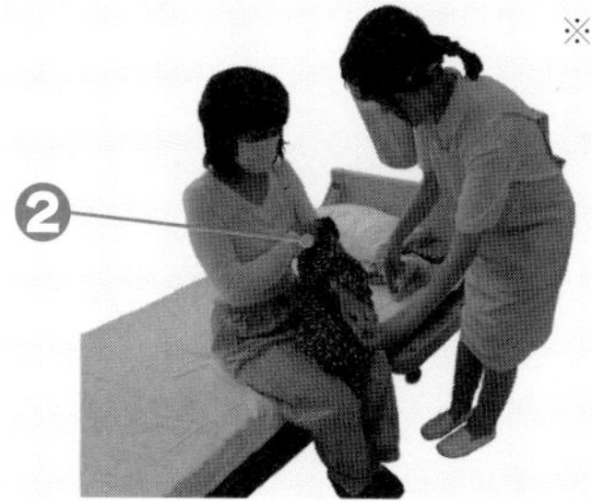

※ 写真では患側に端座位で着替えていますが、通常は健側に端座位で着替えます。

●動作	●声かけ
❶ あらかじめ着替える服を用意しておく。 ❷ 患側（左）の袖を通しやすいようにたぐっておき、健側（右）の手で患側（左）の手の袖を通してもらう。	❶ 着るのはこちらの服でよろしいですか。 ❷ 右手（健側の手）で左手（患側の手）の袖を通していただけますか。

ここに注意！

- 着る服は利用者に選んでもらいましょう。服を脱いで着替える場合には、脱ぐ前に了承を得ましょう。
- 服を取りに行くときは、利用者が安定した端座位であることを確認してから取りに行きます。

2 健側（右）の腕を通す

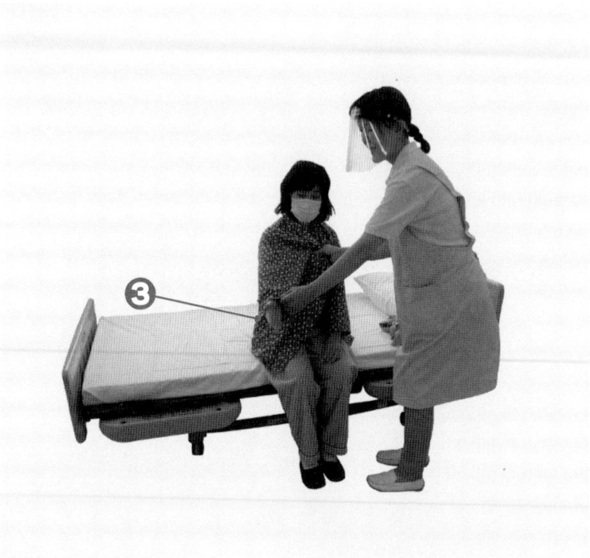

●動作	●声かけ
❸ シャツを背中から回し、健側（右）の腕を袖に通してもらう。	❸ 右腕（健側の腕）を袖に通していただけますか。
❹ 健側（右）の腕を袖に通したら、肩まで上げてもらう。	❹ 右腕（健側の腕）の袖を肩まで上げていただけますか。

ここに注意！

- シャツを背中から回すときや、健側の腕を袖に通すときなど、利用者の状態に応じて介助します。
- シャツがねじれたりしていると、健側の腕を袖に通しにくいので注意しましょう。

3 ボタンをかける

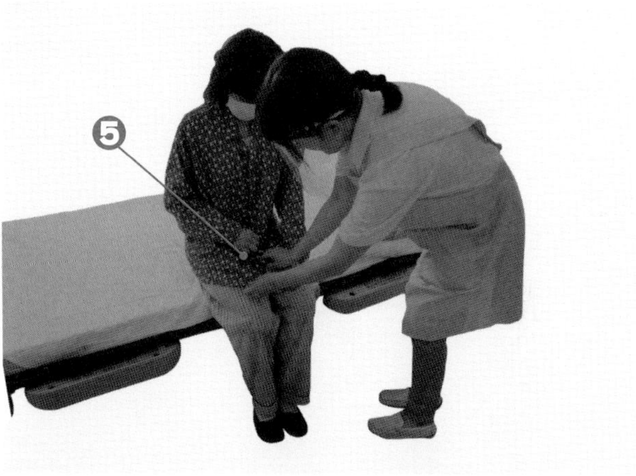

●動作	●声かけ
❺ 健側（右）の手でボタンをかけてもらう。利用者の状態に応じて介助する。	❺ 右手（健側の手）でボタンをかけていただけますか。
❻ 着心地を確認する。	❻ 着心地はいかがですか。

ここに注意！

- ボタンはできるだけ利用者にかけてもらうようにしましょう。一番上のボタンを介護者がかけてあげると、ボタンのかけ間違いなどが少なくなります。
- ボタンをかけにくい場合は、ボタンをマジックテープに替えたり、「ボタンエイド」などの自助具を利用するなどの工夫も必要です（参照 ボタンエイド ➡ 130 ページ）。

POINT 22

座ってかぶりの服（長袖）を脱ぐ

One Point

「脱健着患」が基本です。健側から脱ぎましょう。「健側の腕 → 頭 → 患側の腕」の順に抜くと脱ぎやすいです。先に頭を抜いてから、腕を抜くこともあります。

▼軽度の左麻痺がある場合

1 身頃を胸まで上げる

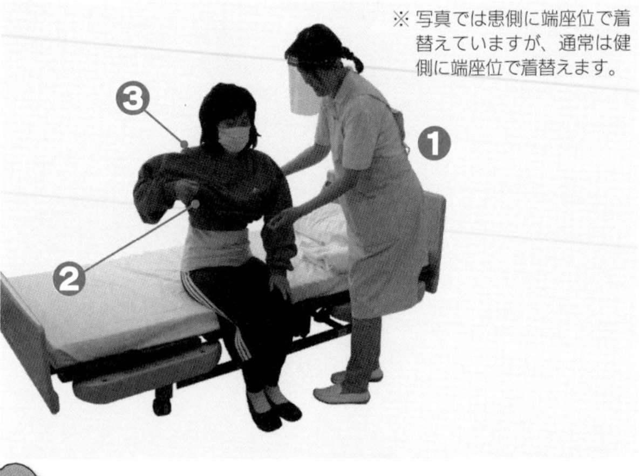

※ 写真では患側に端座位で着替えていますが、通常は健側に端座位で着替えます。

●動作	●声かけ
❶ 座位の安定した姿勢を確認し、利用者の患側（左側）寄りに立つ。	❶ セーター（シャツ）を脱いでいただいてもよろしいですか。
❷ 健側（右）の手で前身頃を胸まで上げてもらう。	❷ 前身頃を上げていただけますか。
❸ 後ろ身頃をできるだけ上げてもらい、できないときは介助する。	❸ 後ろ身頃はお手伝いさせていただきます。

2 健側（右）の腕を抜く

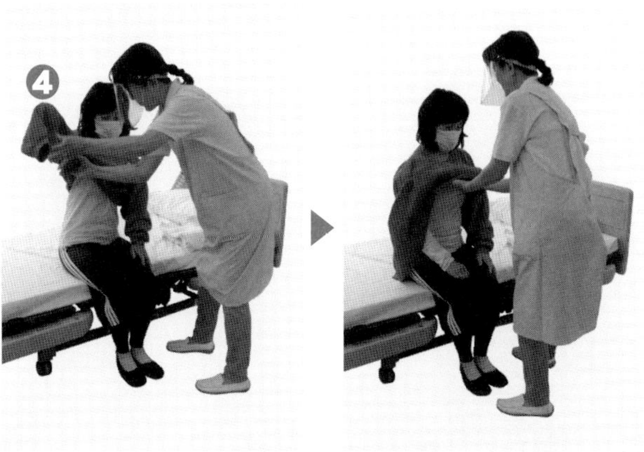

●動作	●声かけ
❹ 健側（右）の腕を袖から抜いてもらう。	❹ 右腕（健側の腕）を袖から抜いていただけますか。

ここに注意！

- 伸縮性のある素材や少し大きめのサイズの服だと、着替えがしやすくなります。
- 健側の手を後ろにまわしにくい場合は、後ろ身頃をたくし上げるときに介助します。
- 健側の腕が袖から抜きにくい場合は、まず肘を抜くように介助します。

3 頭を抜いて患側（左）の腕から袖を抜く

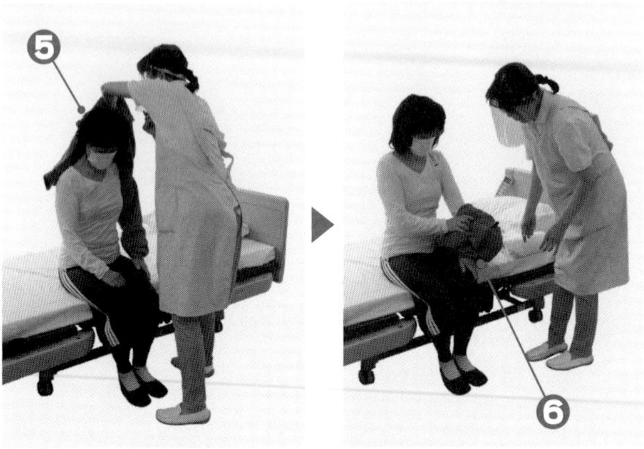

●動作	●声かけ
⑤ 頭を抜いてもらう。利用者の状態に応じて介助する。	⑤ 顎を引いて頭を抜いていただけますか。
⑥ 健側（右）の手で患側（左）の腕から袖を抜いてもらう。	⑥ 右手（健側の手）で、左腕（患側の腕）から袖を抜いていただけますか。

ここに注意！

- 服から頭を抜くときは、少し前かがみになって顎を引いてもらいます。顔が上がっていると頭を抜きにくくなります。
- 利用者の状態に応じて、健側の腕、患側の腕と抜いてから、頭を抜いてもいいでしょう。

POINT 23 座ってかぶりの服（長袖）を着る

One Point

「脱健着患」が基本です。患側から着ましょう。服の前後を間違えないように、前後がわかりやすい服を選ぶといいでしょう。

▼軽度の左麻痺がある場合

1 患側（左）の腕を通す

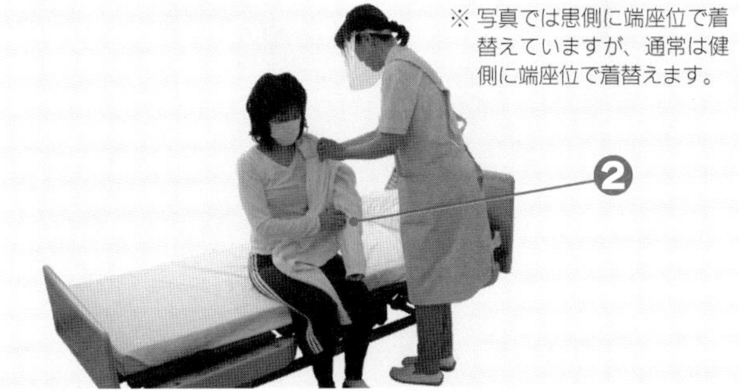

※写真では患側に端座位で着替えていますが、通常は健側に端座位で着替えます。

●動作	●声かけ
❶ あらかじめ着替える服を用意しておく。	❶ 着るのはこちらの服でよろしいですか。
❷ 健側（右）の手で患側（左）の腕を袖に通してもらう。	❷ 右手（健側の手）で左腕（患側の腕）を袖に通していただけますか。

ここに注意！

- 着る服は利用者に選んでもらい、着る前には服の前後を確認しましょう。
- 患側の腕を袖に通しにくいときは、袖口から手を入れて、利用者の患側の手を握るようにして、手が袖に引っかからないよう保護しながら介助します。

2 頭を通して、健側（右）の腕を通す

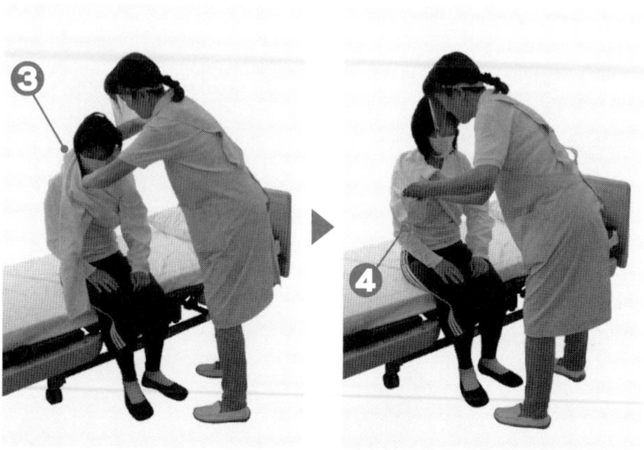

動作

❸ 健側（右）の手で一つかみにできるように、首の部分と身頃をひとまとめにして利用者に渡す。

❹ 健側（右）の腕を袖に通してもらう。

声かけ

❸ 右手（健側の手）で頭を通していただけますか。

❹ 右腕（健側の腕）を袖に通していただけますか。

ここに注意！

- 服の形状や利用者の状態に応じて介助します。利用者の状態によっては、患側の腕、健側の腕と通してから、頭を通してもいいでしょう。
- 健側の腕と頭は、利用者にできるだけ自力で通してもらいます。

3 身頃を下ろして整える

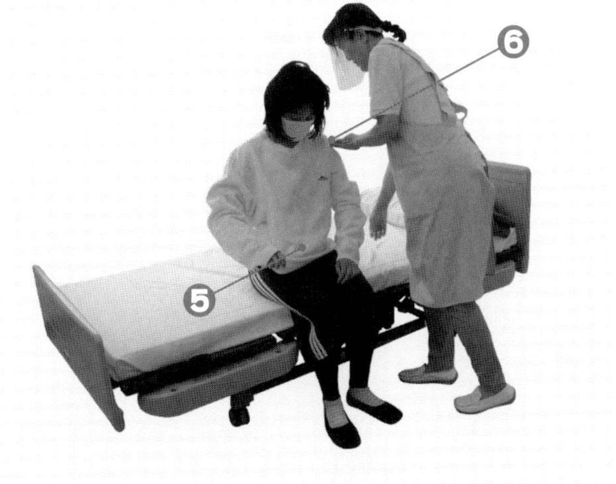

動作

⑤ 身頃を下ろしてもらう。後ろ身頃が下ろしにくいときは介助する。
⑥ 肩の位置などを整える。

声かけ

⑤ 身頃を下ろしていただけますか。
⑥ ねじれているところなどは、ないですか。

ここに注意!

- 服がねじれないよう注意します。身頃が丸まって下ろしにくいときは、後ろ身頃を下ろすときに介助しましょう。

POINT 24

座ってズボンを脱ぐ

One Point

「脱健着患」が基本です。健側から脱ぎましょう。
前と患側の方向に転倒しやすいので注意してください。

▼軽度の左麻痺がある場合

1 ズボンを下ろす

※ 写真では患側に端座位で着替えていますが、通常は健側に端座位で着替えます。

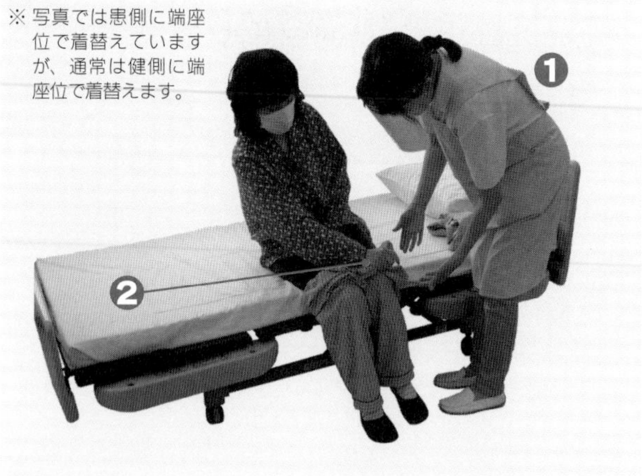

●動作

❶ 座位の安定した姿勢を確認し、利用者の患側（左側）寄りに立つ。

❷ 利用者の状態に応じて介助する。「健側（右）→ 患側（左）」の順に腰を浮かせてもらい、少しずつズボンを下ろす。

●声かけ

❶ ズボンを脱いでいただいてもよろしいですか。

❷ 右手（健側の手）でズボンを下ろしていただけますか。

2 大腿部までズボンを下げて、健側（右）の足を抜く

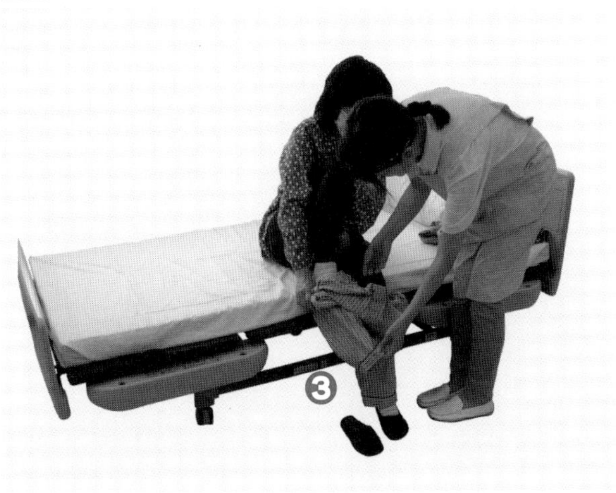

● 動作

❸ 利用者の状態に応じて介助する。

● 声かけ

❸ 右手（健側の手）を使って、右足（健側の足）をズボンから抜いていただけますか。

ここに注意！

- 左右に倒れそうなときは、安定した椅座位がとれるようなアームサポート付きのいすを利用するなどして、バランスを崩さないよう気を付けましょう。
- 立位がとれる利用者の場合は、立ち上がってズボンを下げてから座りなおし、健側から足を抜くと脱ぎやすくなります。立ち上がったときに倒れないよう、必要に応じて介助しましょう。

3 患側（左）の足からズボンを抜く

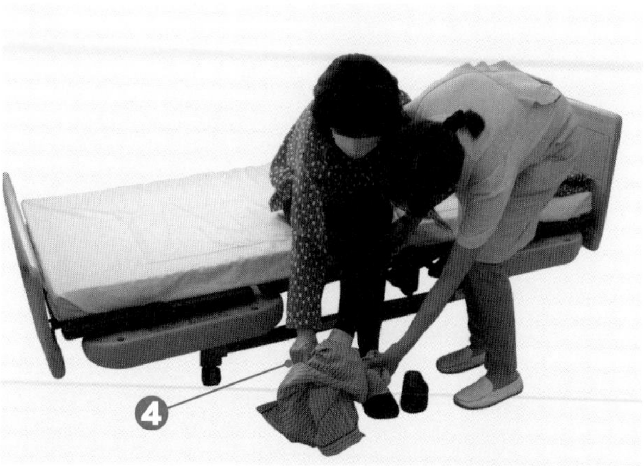

●動作	●声かけ
❹ 健側（右）の手で患側（左）の足を抜いてもらう。利用者の状態に応じて介助する。	❹ 右手（健側の手）で左足（患側の足）からズボンを抜いていただけますか。
❺ 足を戻してもらい、安定した端座位を確認する。	❺ 足をお戻しください。

ここに注意！

● 利用者が前かがみになれないときは、脱ぎにくくなります。このようなときは、利用者の患側の足を健側の足の上に乗せると、少し脱ぎやすくなります。

POINT 25

座ってズボンをはく

One Point

「脱健着患」が基本です。患側からはきましょう。
前と患側の方向に転倒しやすいので注意してください。

▼軽度の左麻痺がある場合

1 患側（左）の足を通す

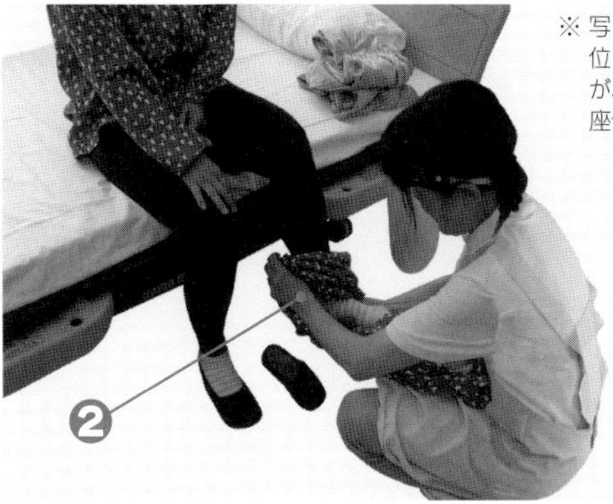

※ 写真では患側に端座位で着替えていますが、通常は健側に端座位で着替えます。

● 動作

❶ あらかじめはき替えるズボンを用意しておく。

❷ 前かがみになれないときは、患側（左）の足を健側（右）の足の大腿部に乗せてから、はいてもらう。利用者の状態に応じて、裾をたぐって手を通し、患側（左）のかかとを持ってズボンに足を通すなどの介助をする。

● 声かけ

❶ ズボンはこちらでよろしいですか。

❷ 少し前かがみになり、左足（患側の足）からズボンをはいていただけますか。

2 健側（右）の足を通す

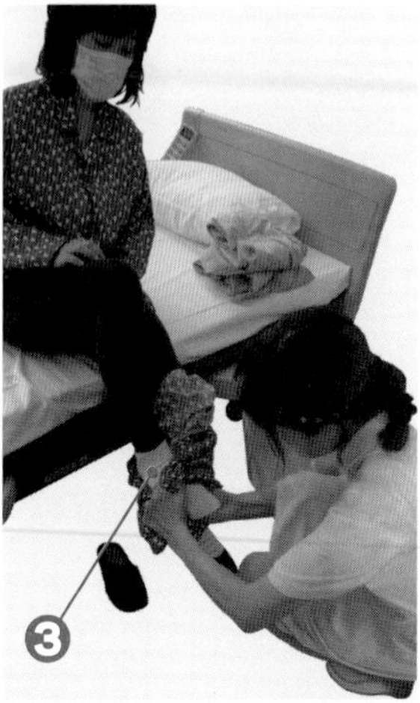

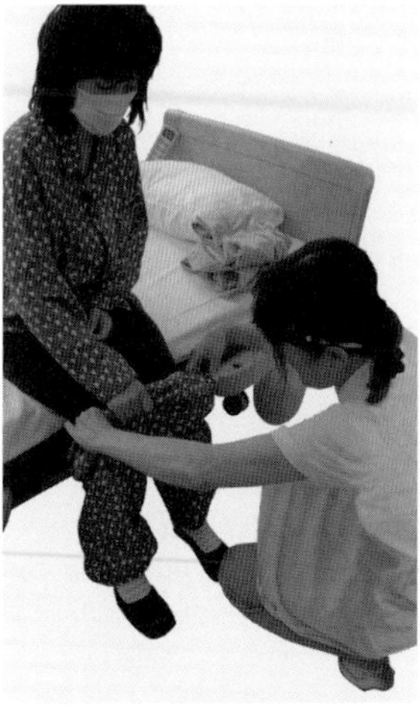

● 動作

❸ 利用者の状態に応じて、裾をたぐって手を通し、健側（右）のかかとを持ってズボンに足を通すなどの介助をする。

● 声かけ

❸ 右足（健側の足）をはいていただけますか。

ここに注意！

- はくズボンは利用者に選んでもらいましょう。取りに行くときは、安定した端座位を確認しましょう。
- 左右に倒れそうなときは、安定した椅座位がとれるようなアームサポート付きのいすを利用するなどして、バランスを崩さないよう気を付けましょう。

3 腰まで上げる

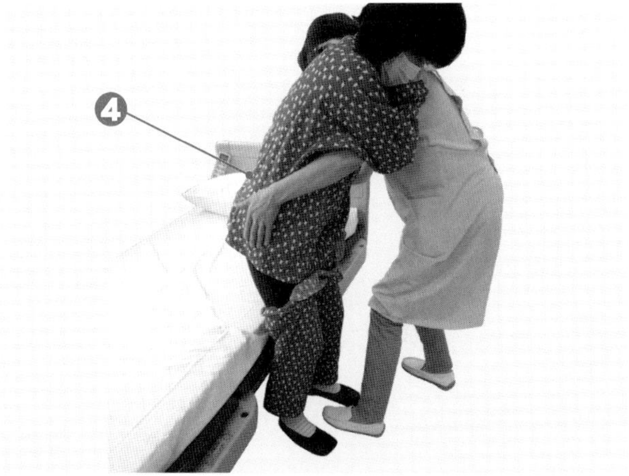

動作

❹ 利用者の状態に応じて介助する。利用者が立位がとれる場合は、健側（右）の手を肩に回してもらい、立ち上がってはくように介助する。

声かけ

❹ 立ち上がりますので、ズボンを上げていただけますか。

ここに注意!

- 立位がとれる利用者の場合は、立ち上がってはくと、はきやすくなります。立ち上がったときに倒れないよう、必要に応じて介助しましょう。
- ズボンを上げるときに介助する場合は、上着の裾をズボンに入れるかどうかを確認し、利用者の希望に沿うようにしましょう。
- ズボンにループを付けるなど、はきやすくする工夫も考えましょう。

POINT 26

ベッドに寝たままで上衣を着替える

One Point

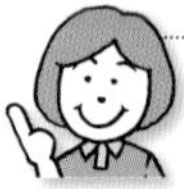

「脱健着患」が基本です。しわなどがあると褥瘡の原因になるので、背中や脇にねじれが残らないようにしましょう。ベッドの高さを調整できる場合は介護者の膝くらいの高さにし、利用者の健側から声かけや介助をします。胸にバスタオルなどをかけておくなど、羞恥心にも配慮します。

▼左麻痺の場合

1 健側(右)の腕を抜き、健側(右)の身頃を体の下に入れる

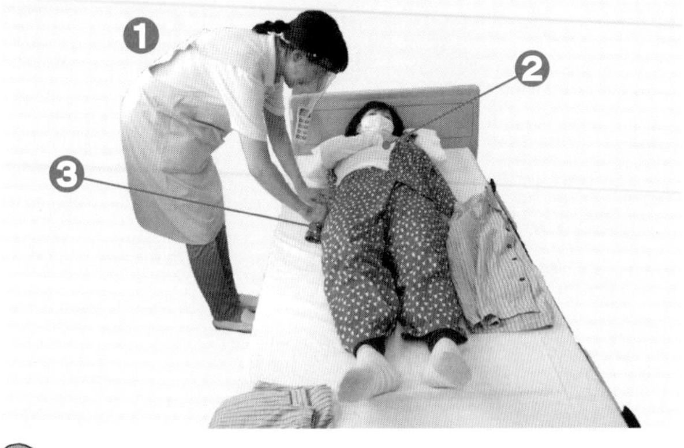

●動作	●声かけ
❶ 健側(右側)に立ち、着替えることを説明する。	❶ 服を着替えていただいてもよろしいですか。
❷ 服の前を開いて患側(左)の肩から服を外してから、健側(右)の腕を抜く。	❷ 右手(健側の手)でボタンを外して、右腕(健側の腕)を抜いていただけますか。
❸ 健側(右)の身頃を折りたたみ、体の下に入れる。	❸ 着ていた服を背中に入れさせていただきます。

2 患側（左）の腕を抜く

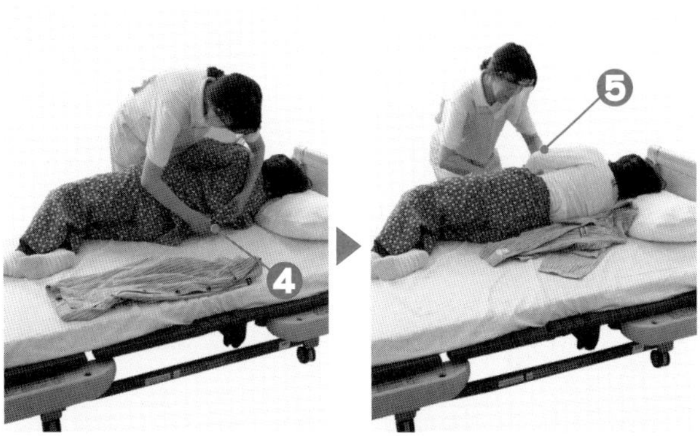

●動作

❹ 健側（右）を下にした側臥位にして、体の下から服を引き出す。

❺ 患側（左）の腕を袖から抜く。

●声かけ

❹ 右（健側）を向いていただけますか。

❺ 左腕（患側の腕）を抜いてもよろしいですか。

ここに注意！

- 着替える服は袖だたみにして、患側に置いておくといいでしょう。
- 健側の腕は、肘を曲げて「肩 → 肘 → 指先」の順番で袖から抜きます。患側の肩を抜いてから健側の腕を抜くと、抜きやすくなります。
- 利用者が自分で健側を下にした側臥位になれないときは、必要に応じて介助します。
- 患側の腕を袖から抜くときは、利用者の腕や肘を上げるのではなく服を下ろすようにします。
- 寒いときなどは、患側の袖を抜く前に、着替える服を肩にかけておくといいでしょう。
- 脱いだ服は足元のほうに置いておきましょう。

3 患側（左）の腕を着替える上衣の袖に通す

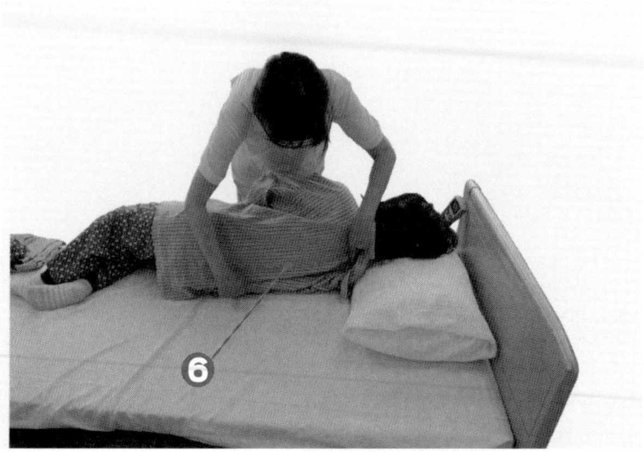

● 動作

❻ 着替える服の袖に、患側（左）の腕を通す。健側（右）の身頃や袖を背中に寄せる。

● 声かけ

❻ 着ていただく服に左腕（患側の腕）を通してもよろしいですか。

ここに注意！

- 袖に腕を通すときは、介護者が患側の袖口から手を入れて、利用者の手を握った状態で、袖を上げていきます。このとき、利用者の腕や肘を上げないように気を付けましょう。
- 上下を着替える場合には、着替えの服に患側の腕を通したあとに患側の足のズボンを下げておくと、利用者が向きを変える回数を減らすことができます。

4 健側（右）の腕を通して上衣を着る

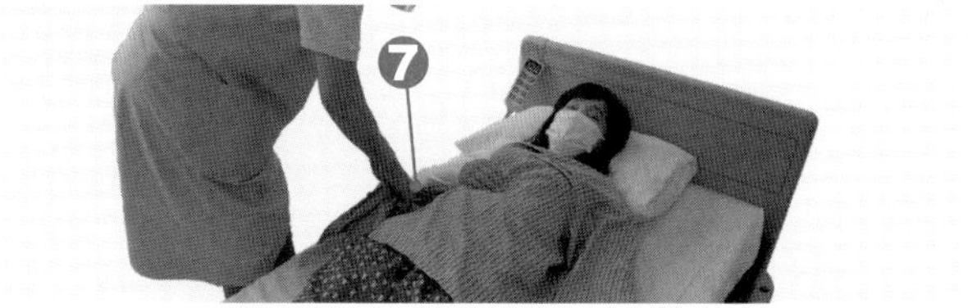

▼

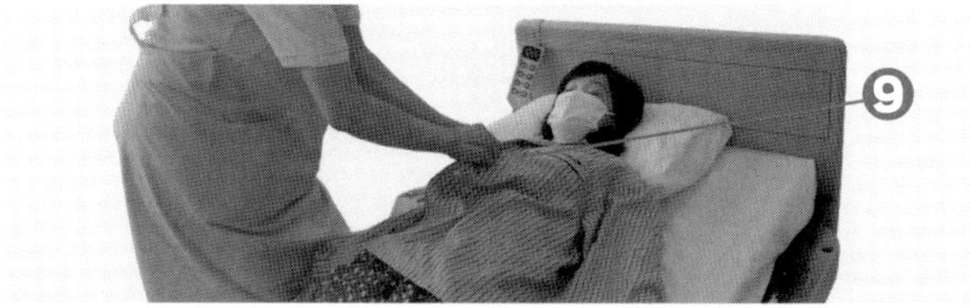

●動作	●声かけ
⑦ 仰臥位にして、体の下から着替える服の健側（右）の袖を腰のあたりに引き出す。	⑦ 上向きになっていただけますか。
⑧ 健側（右）の肘を曲げ、袖に通す。	⑧ 右腕（健側の腕）を袖に通していただけますか。
⑨ ボタンをかけて、つれているところを直し、着心地を確認する。	⑨ 服がつれているところはありませんか。

ここに注意！

- 健側の腕を袖に通すときは、肘を曲げて指先から通します。
- 寝巻きの場合も同様です。背中のラインをまっすぐにします。

POINT 27

ベッドに寝たままで下衣をはき替える

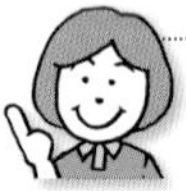

One Point

「脱健着患」が基本です。しわなどがあると褥瘡の原因になるので、お尻や足にねじれが残らないように気を付けましょう。ベッドの高さを調整できる場合は介護者の膝くらいの高さにし、利用者の健側から声かけや介助をします。腰にバスタオルなどをかけておくなど、羞恥心にも配慮します。

▼左麻痺の場合

1 下衣（ズボン）を大腿部まで下ろす

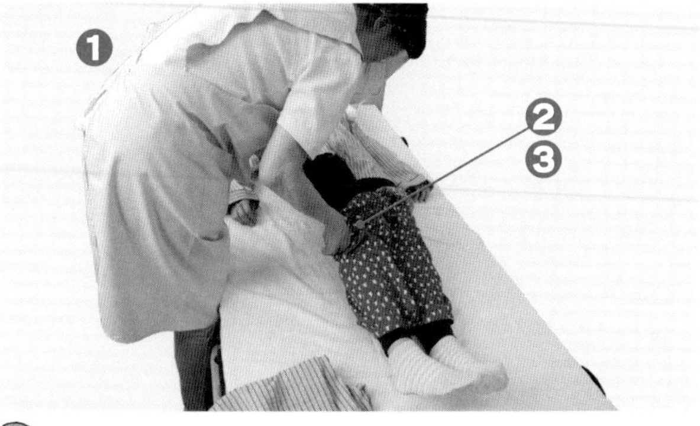

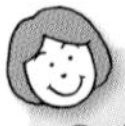

●動作

❶ 健側（右側）に立ち、着替えることを説明する。

❷ 健側（右）の膝を立てて腰を浮かせてもらい、ズボンを大腿部まで下ろす。

❸ 健側（右）を下にする側臥位にする。患側（左側）のズボンを大腿部まで下ろしたら、上向きに戻す。

●声かけ

❶ ズボンをはき替えていただいてよろしいですか。

❷ ズボンを右足（健側の足）から少しずつ下ろしてもよろしいですか。

❸ 私のほうを向いていただけますか。左足（患側の足）も下ろしてよろしいですか。

2 下衣（ズボン）を脱ぐ

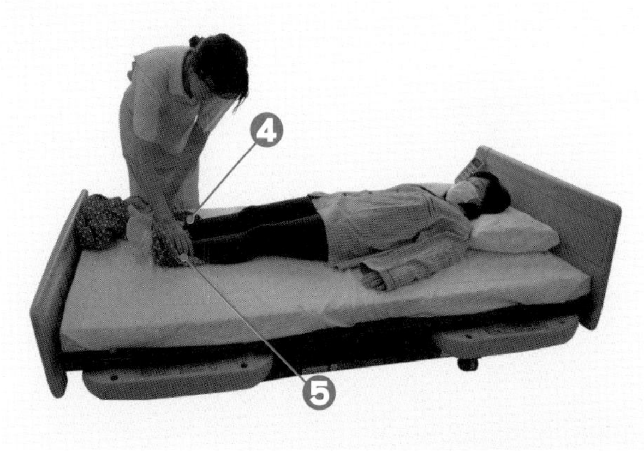

●動作	●声かけ
❹ 健側（右）の足を裾から抜く。	❹ 右足（健側の足）を裾から抜いていただけますか。
❺ 患側（左）の足を裾から抜く。	❺ 左足（患側の足）を裾から抜いてもよろしいですか。

ここに注意！

- 下衣（ズボン）を下ろすとき、腰を上げられる利用者には、腰を上げてもらいます。上がらない場合は、患側と健側を交互に下にする側臥位にして、少しずつ下衣（ズボン）を下ろします。
- 患側の足を下衣（ズボン）から抜くときは下から支えて、かかとや指先が下衣（ズボン）引っかからないよう注意します。

3 はき替える下衣（ズボン）に足を通す

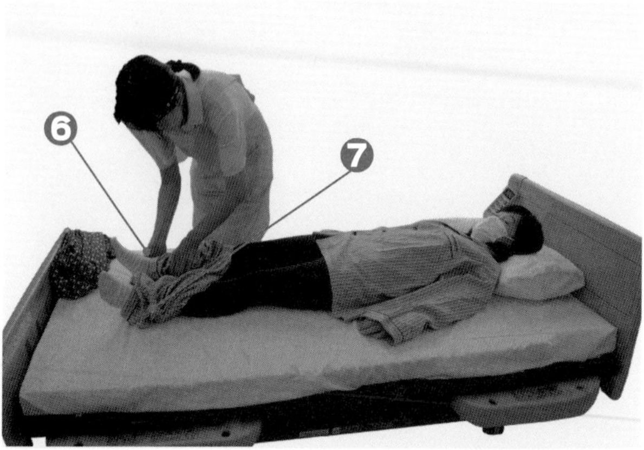

●動作	●声かけ
❻ はき替えるズボンに患側（左）の足を通す。	❻ 左足（患側の足）を通してもよろしいですか。
❼ 健側（右）の足を通す。	❼ 右足（健側の足）を通していただけますか。

ここに注意！

- 下衣（ズボン）をはくときは、介護者が裾から手を入れて、利用者の患側の足を持った状態で、裾を通します。

4 はき替える下衣（ズボン）を上げる

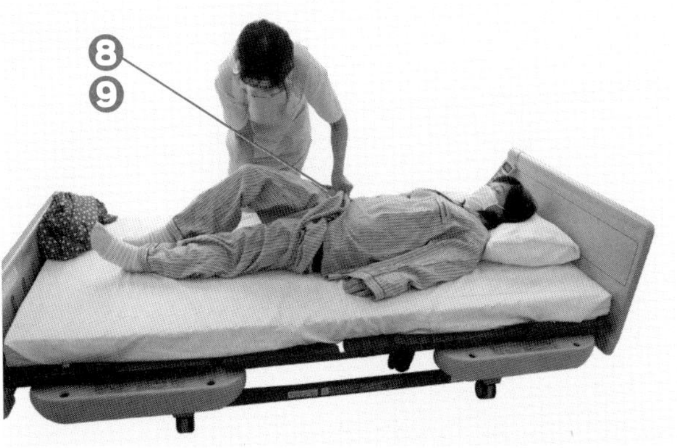

●動作	●声かけ
❽ ズボンを大腿部まで引き上げる。	❽ 右手（健側の手）でズボンを上げていただけますか。
❾ ズボンを腰まで引き上げる。	❾ 右膝（健側の膝）を立てて、腰を浮かせていただけますか。
❿ 腰や足にねじれがないように整え、はき心地を確認する。	❿ ズボンはきちんとはけていますか。

ここに注意！

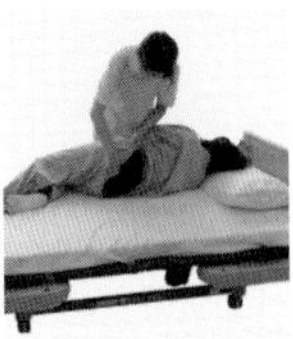

- 下衣（ズボン）を下ろすときと同じように、腰を上げられる利用者には、腰を上げてもらいます。上がらない場合は、患側と健側を交互に下にする側臥位にして、少しずつズボンを上げます。
- ズボンを上げるときに、上着の裾をズボンに入れるかどうかを確認し、利用者の希望に沿うようにしましょう。

POINT 28

顔を拭く（洗顔）

One Point

最初に目を、目頭から眼尻に向かって洗顔用タオルで拭きます。片目ずつ、タオルの面を変えます。蒸しタオルで拭いたあとは、肌の水分を拭きとります。

▼自力での洗顔が難しい場合

1　目の周りを拭く

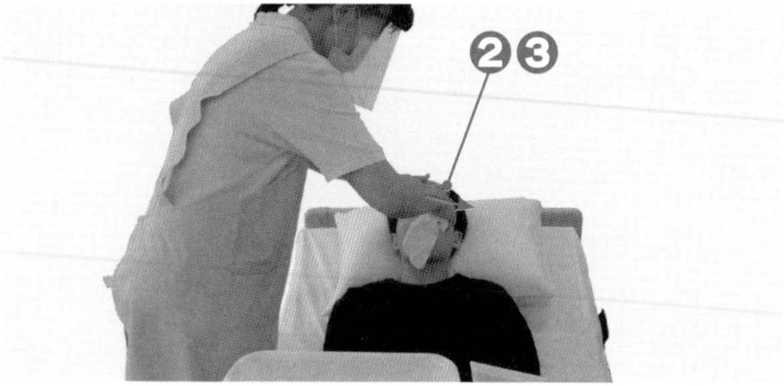

●動作	●声かけ
① 顔を拭くことに対する同意を得る。	① 顔を拭いてもよろしいですか。
② 洗顔用タオルで、目頭から目尻に向かってやさしく拭く。	② はじめに目の周りを拭いてもよろしいですか。
③ タオルの面を変えて、もう片方の目も拭く。	③ もう一方の目の周りも拭いてよろしいですか。

ここに注意！

- 自力で洗顔ができる場合には、準備や洗顔中の介助など、利用者の状態に応じて対応しましょう。

2 額から顎、口の周囲などを拭く

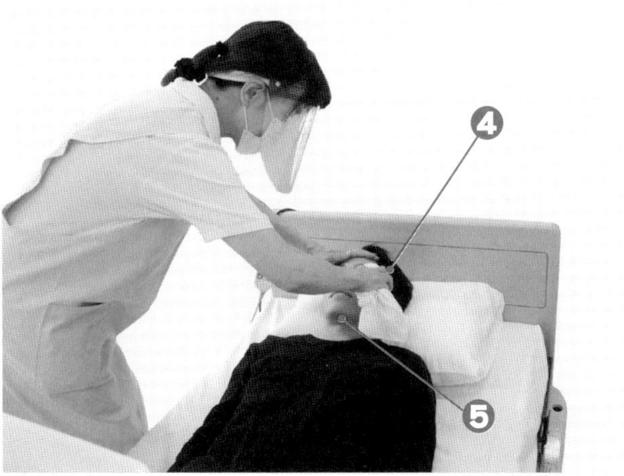

●動作	●声かけ
④ タオルの面を再度変えて、額の中央から顎まで、左右をていねいに拭く。	④ 額から頬を拭いてもよろしいですか。
⑤ 鼻筋から頬骨に沿って左右に拭く。 口の周囲や顎を拭く。	⑤ 鼻と口の周りを拭いてもよろしいですか。
⑥ 拭き足らない部分や、さらに拭いてもらいたい部分などがないか確認する。	⑥ 気になるところはありませんか。

ここに注意!

- 顔を拭くときは上から下へ向かうのが基本です。小鼻の周りやリンパの流れに沿って拭きます。
- 口の周囲などは、洗顔用タオルを指に巻き付けるようにして、ていねいに拭きます。

POINT 29

医療行為ではない爪切り

One Point

入浴や手浴、足浴のあとや蒸しタオルで温めたあとなど、爪を柔らかくしてから切ります。深爪にならないように少しずつ切り、端から中央に向かって爪やすりをかけます。

▼少しずつ切って整える

1 爪の状態を確認する

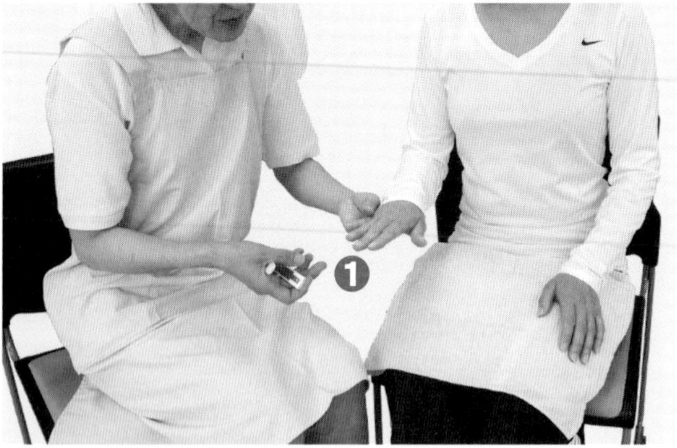

●動作	●声かけ
❶ 爪の状態を確認し、異常がないことを確認する。	❶ 爪を切ってもよろしいですか。

ここに注意!

- 爪に異常があった場合は、医師や看護師に伝えて対応を相談しましょう。

2 爪を切る

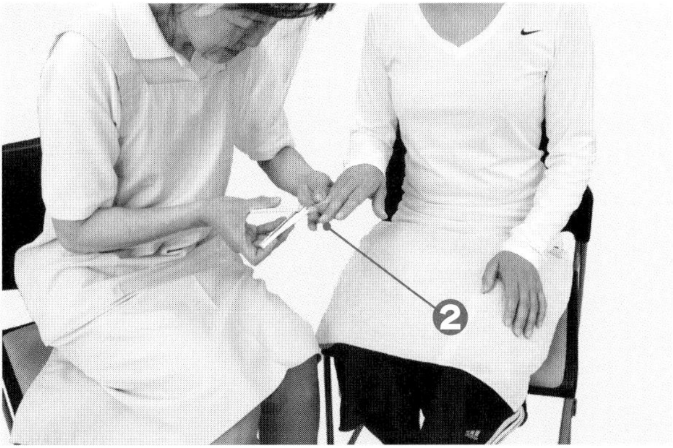

● 動作

❷ 利用者の手を下から支え、指先の皮膚を下げながら爪切りを当て、爪の端から少しずつ切る。

● 声かけ

❷ 痛くないですか。

ここに注意!

- 通常の（異常がない状態の）爪切りは医療行為ではありませんが、巻き爪や疥癬《かいせん》など異常がある場合の爪切りは医療行為にあたるため、介護者が行うことはできません。

3 爪やすりをかける

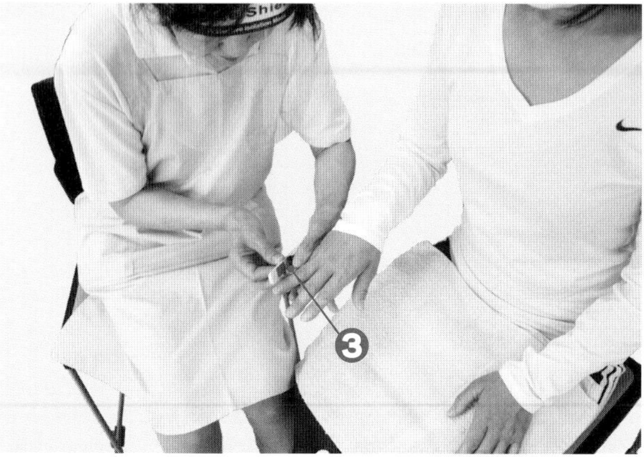

●動作	●声かけ
❸ 爪切りが使えないもろい爪や引っかかるところには、端から中央に向かって爪やすりをかける。	❸ 爪やすりをかけてもよろしいですか。
❹ ひっかかるところなどがないか確認する。	❹ 気になるところはありませんか。

ここに注意!

- 爪がもろくなっていたり、引っかかるところがあったりする場合は、爪切りで切らずに爪やすりをかけます。

POINT 30 ひげそり

One Point

ベッドで行う場合は、半座位（ファーラー位）くらいに上半身を起こします。電気かみそりは皮膚に対して直角に軽く当て、ひげの流れと逆にそります。

▼電気かみそりの場合

1 ひげを立たせる

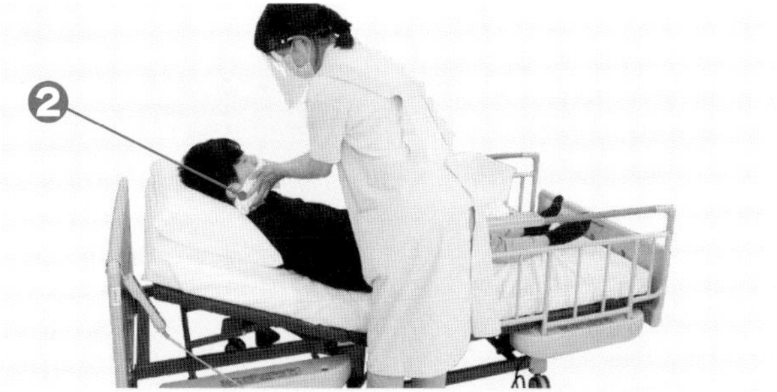

●動作	●声かけ
❶ 電気かみそりの刃が欠けていないか、充電されているかなどを確認する。	❶ ひげをそってもよろしいですか。
❷ 蒸しタオルをあて、ひげを柔らかくするとともに、余分な皮脂を取り除く。	❷ 蒸しタオルをあててもよろしいですか。

ここに注意!

- かみそりでひげをそるのを介助する場合は、蒸しタオルをあててひげを柔らかくし、ひげの流れに沿ってそるようにします。

2 ひげをそる

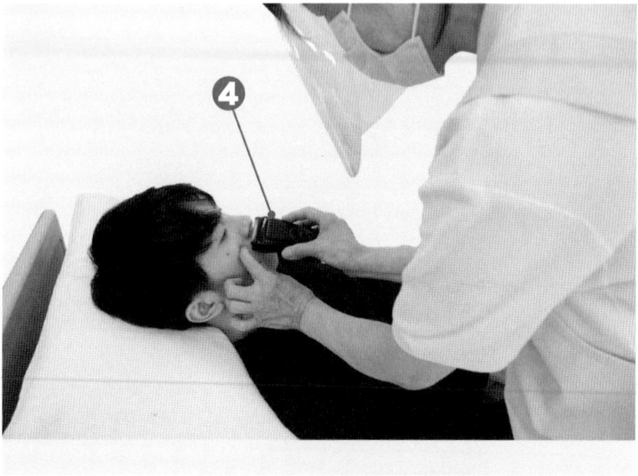

●動作	●声かけ
❸ 肌の水分を拭きとり、利用者の希望があればプレシェーブローションなどを塗る。	❸ プレシェーブローションをお使いになりますか。
❹ 電気かみそりを肌に対して直角に軽く当て、ひげの流れと逆にそる。	❹ 電気かみそりをあててもよろしいですか。

ここに注意!

- 電気かみそりを持っていないほうの手で肌を伸ばし、電気かみそりをゆっくり動かします。

3 顔を拭いて保湿する

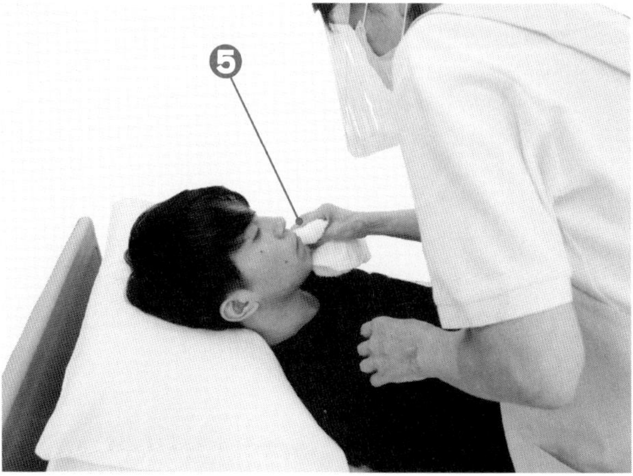

●動作	●声かけ
❺ 蒸しタオルでていねいに拭きとる。 ❻ 利用者の希望があれば、乳液やアフターシェーブローションを付けて保湿する。	❺ 終わりましたので、顔を拭いてもよろしいですか。 ❻ 保湿のローションはお使いになりますか。

ここに注意!

- 使ったあとの電気かみそりは、きれいに洗って清潔な状態にしておきます。

介護の基礎知識 ④
身だしなみを整える

身だしなみを整えることを「整容」といいます。
身だしなみを整えることで体の清潔が保てるのはもちろんですが、生活のリズムも保てます。朝起きたら顔を洗ってパジャマから着替えるなど、生活のリズムが保てると生活の活性化（生活の質を高めること）にもつながります。

◉洗顔

できるだけ利用者に自分で洗ってもらいましょう。介護者は利用者の状態にあわせて、準備やうまくできない部分を介助します。

洗顔できない場合は、蒸しタオルで顔を拭きましょう（参照 顔を拭く → 120ページ）。

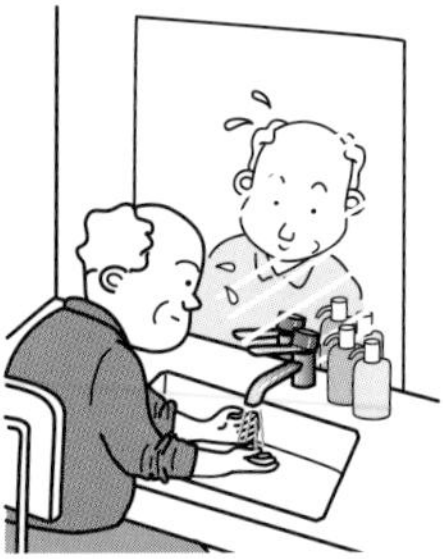

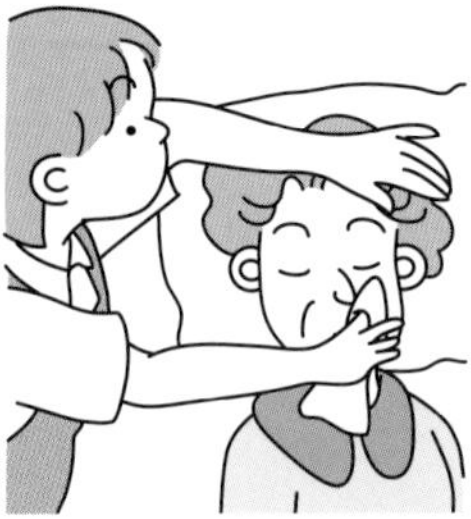

◉目・耳・鼻の清潔保持

目は、目頭から目尻に向かって拭きます（参照 顔を拭く → 120ページ）。

耳は、外耳にたまった耳垢を、綿棒などで取ります。

鼻水をかむときは、左右片方ずつゆっくりとかみます。

◉美容

女性の場合はとくに、毎日のスキンケアだけでなく、外出のときに日焼け止めを塗ったり化粧をしたりすることも、生活の活性化につながります。

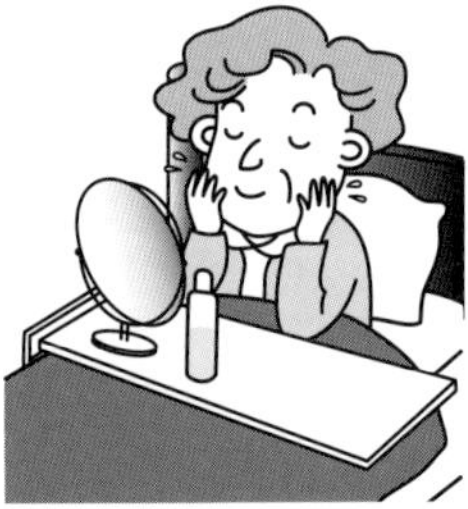

◉整髪

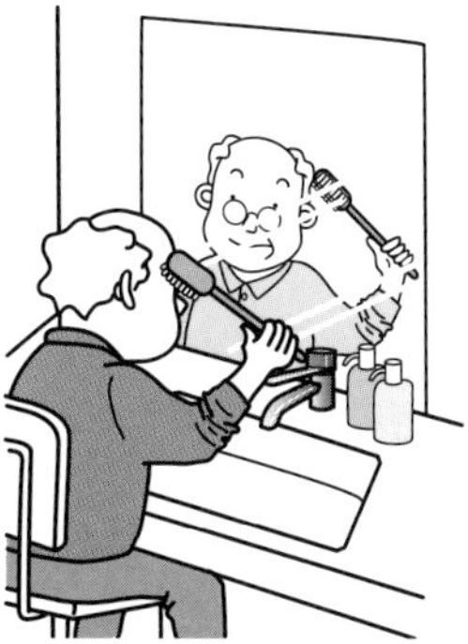

髪が乾いているときは、霧吹きなどで少し濡らしてからブラッシングします。利用者の横か斜め前から利用者の頭部や頸部を支えて、頭がぐらぐらしないように気を付けましょう。

ブラシを持つのが難しかったり、手を上げにくかったりする利用者の場合は、長柄ブラシや太柄ブラシなどの自助具を利用することで、自分でブラッシングできることもあります（参照 長柄ブラシ → 131ページ）。自助具の活用も検討しましょう。

◉散髪

外出できるなら、美容院や理髪店にでかけましょう。

外出できない場合でも、美容師や理容師が自宅や介護施設などに来てくれる訪問理美容サービスを利用して、好みの髪型にカットしてもらいましょう。

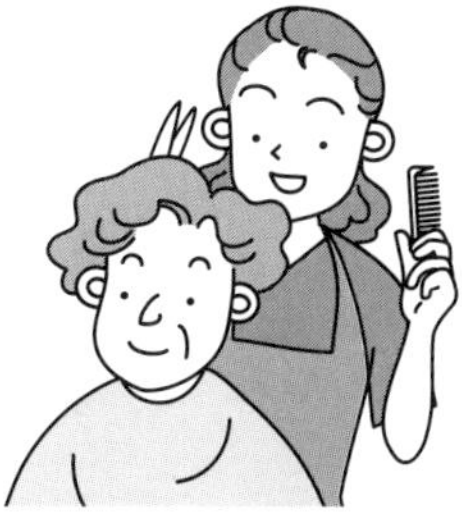

◉着替え

着替えは、衣服が汚れたときや入浴時にすればいいというものではありません。朝起きたらパジャマから普段着に着替える、外出のときは外出用の服に着替える、というように、着替えることを通じて生活にメリハリをつけましょう。

ベッド上にいることが多い利用者でも、朝起きたらパジャマから普段着に着替え、生活にメリハリをつけることが大切です。

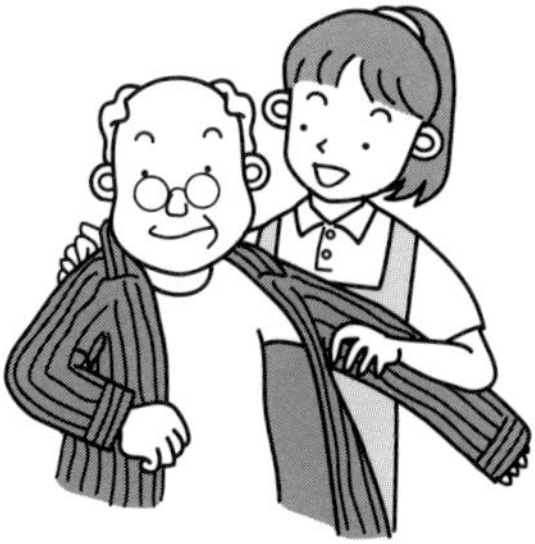

自立を助ける便利な自助具

日常生活動作（ADL）の自立を支援するための道具として、いろいろな自助具があります。できるだけ自分でできるように、必要に応じて利用してみましょう。

更衣

◉ボタンエイド

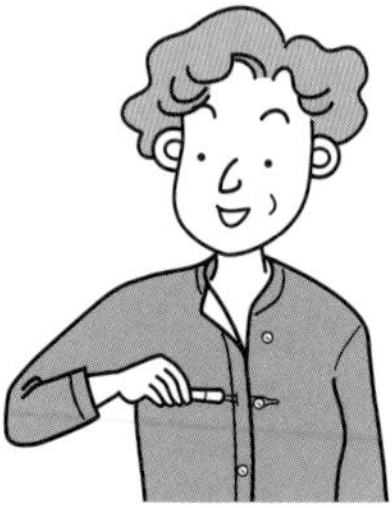

　ボタンをつかめなかったり、ボタン穴に通せない場合でも、ボタンをとめることができます。

◉ファスナーエイド

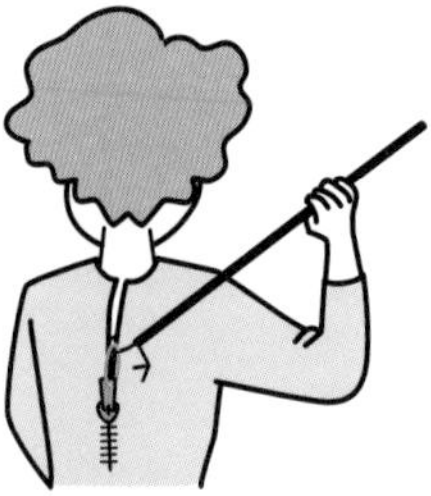

　指先がうまく動かなくても、ファスナーの上げ下げができます。背中のファスナーも上げられます。

◉ソックスエイド

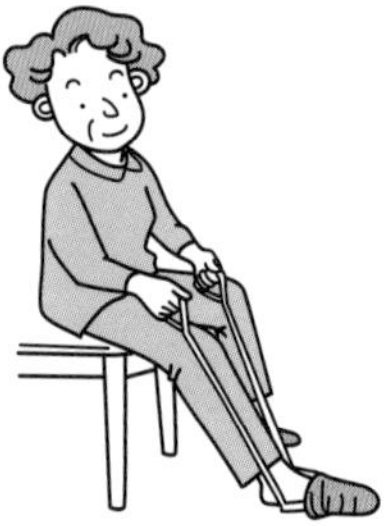

　足元まで手が届かなくても、靴下がはけます。ソックスエイドを装着した靴下に爪先を入れ、ひもを引いて靴下を引き上げます。

整容

◉長柄ブラシ

柄が長いので、肩や肘が十分に上がらなくてもブラッシングできます。

ブラシの柄を握る力が弱い場合には、柄が太くて握りやすい「太柄ブラシ」もあります。

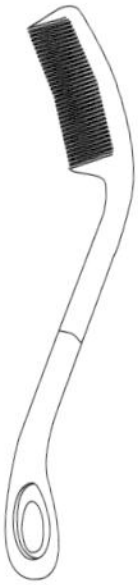

◉爪切り

爪切りを扱うのが難しい場合でも、片手で爪を切ることができます。

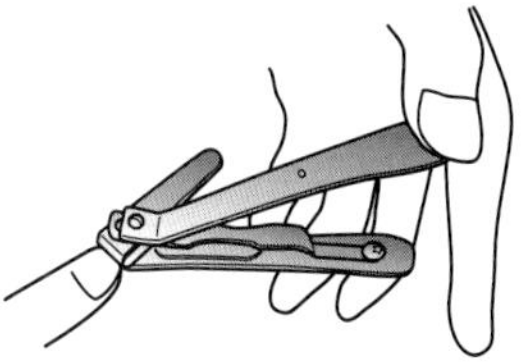

食事

◉箸

手や指が変形していたり指の力が弱い場合でも、箸先で食べ物がつまみやすいように工夫されています。

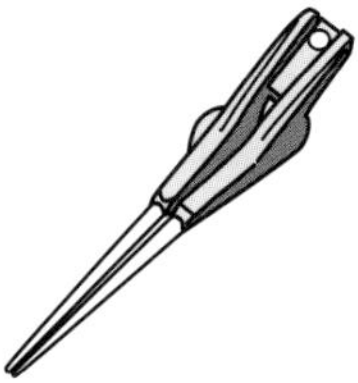

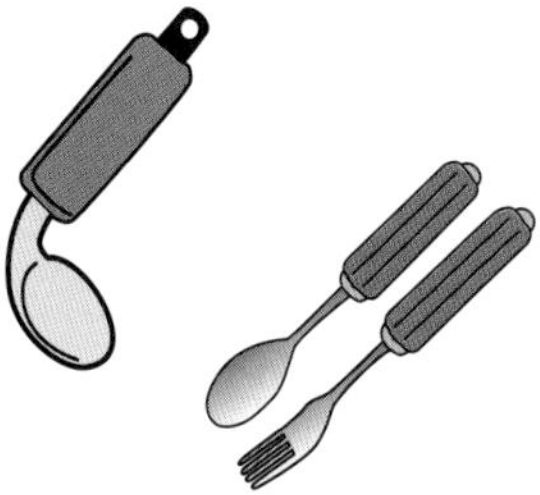

◉スプーン・フォーク

手や指が変形していたり指の力が弱い場合でも、自分の力で食べられるように工夫されています。

◉カップ・椀

片麻痺などで片手では持ちにくいカップや椀などに、下から手を通せる取っ手や、大きな取っ手がついています。

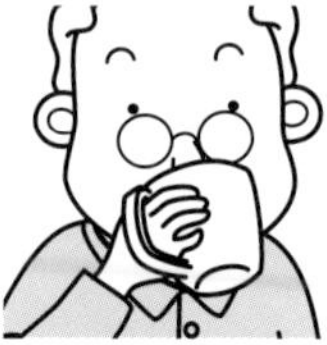

◉皿

皿の縁が一部高くなっていて、皿に傾きがあります。片麻痺などで食事中に皿を傾けたりできない場合に、食べ物をすくいやすくなっています。

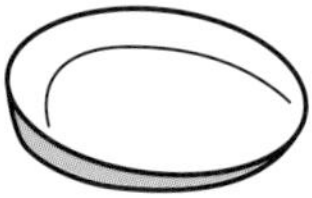

◉フードガード

平らな皿では食べ物をうまくすくえない場合に、皿の上の食べ物の周囲に置くことでスプーンですくいやすくなり、また皿からこぼれなくなります。

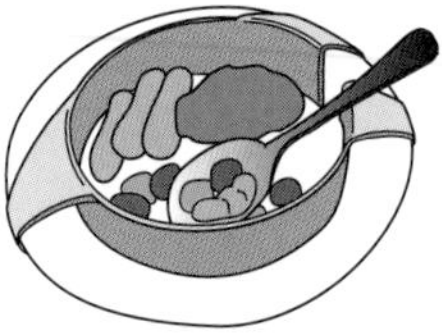

◉吸い飲み

急須のような形で寝たままでも口に注げるもののほか、こぼれにくいストロー付きのマグカップもあります。

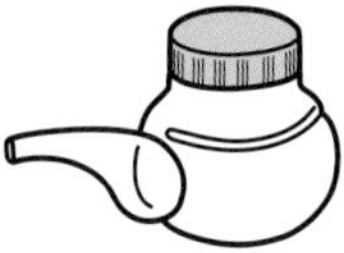

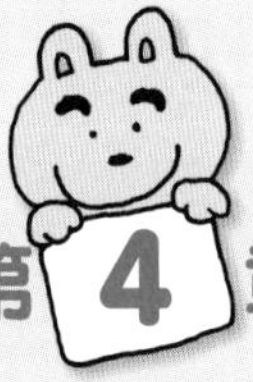

第4章

食事・口腔ケア

POINT 31

水分補給

One Point

高齢者は脱水状態になりやすいので、水分補給はこまめに行いましょう。のどの渇きを感じにくい利用者も多いので、食事のあとに定期的に水分補給をするなど、こまめに水分を補給する支援を行いましょう。

▼ベッド上で水分補給する場合

1 ギャッジアップして上半身を起こす

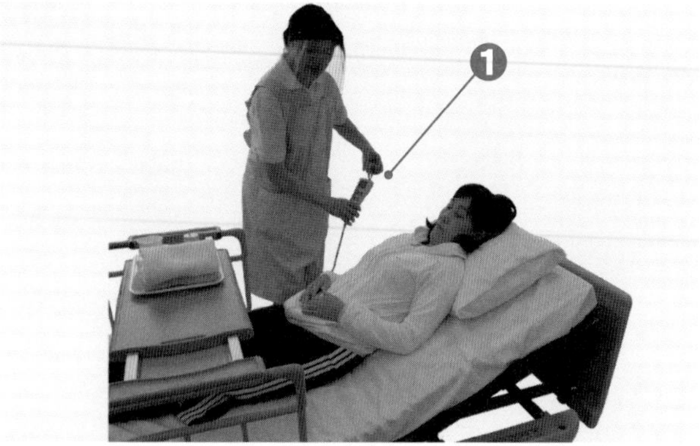

●動作	●声かけ
❶ ベッドをギャッジアップして、上半身を30度くらい起こす。	❶ 水分をとっていただこうと思いますが、ご気分はいかがですか。少し体を起こします。

ここに注意！

- 口がうまく動かず、コップからではうまく飲めない場合は、吸い飲みを利用します。

2 顎を引いて飲む

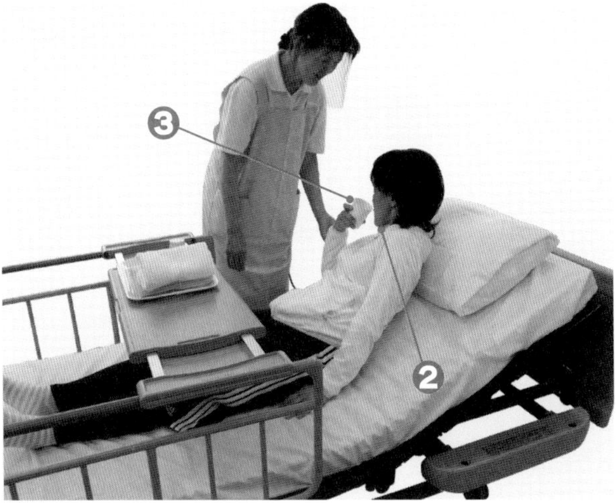

●動作	●声かけ
② 少し顎を引いた姿勢になってもらう。	② 飲みやすい姿勢になっていただけますか（顎を引いていただけますか）。
③ 自分で飲めるときは自分で飲んでもらう。状態に応じて介助する。	③ ゆっくり飲んでいただけますか。

ここに注意!

- 水（液体）だけでなく、ゼリーなどから水分補給することもできます。むせてしまう場合や水分を飲みたがらない場合には、ゼリーなどで水分を補給しましょう。

▼片麻痺がある場合

1 健側から飲む

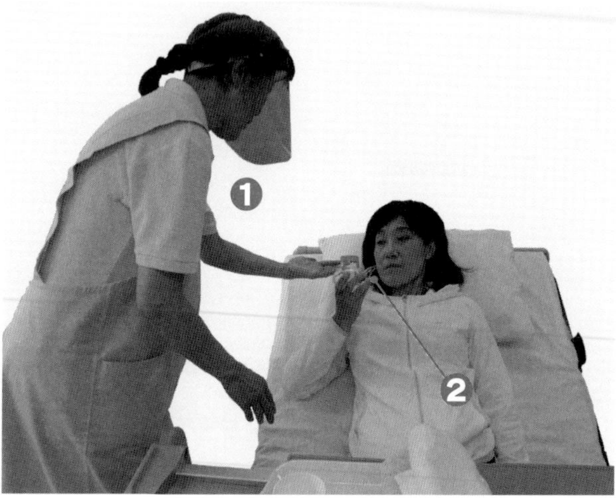

●動作	●声かけ
❶ 健側から声をかける。	❶ 水分をとっていただこうと思いますが、ご気分はいかがですか。少し体を起こします。
❷ 健側の手でコップや吸い飲みを持ってもらう。介助するときは、健側の口角から介助する。	❷ ゆっくり飲んでいただけますか。

ここに注意！

- ベッドに寝たままの状態で水分補給する場合は、上半身を 30 度くらい起こして少し横を向きます（側臥位）。麻痺がある場合は、必ず患側を上にします。

POINT 32

ベッド上での食事

One Point

高齢者は唾液の分泌が少なく誤嚥しやすいので、食事の前にお茶や水を出しましょう。食事は汁物から食べてもらうといいでしょう。利用者のペースにあわせて1回に口に入れる量を調整し、利用者の好みを確認しながら食べてもらいます。

▼左麻痺がある場合

1 食事の姿勢を整える

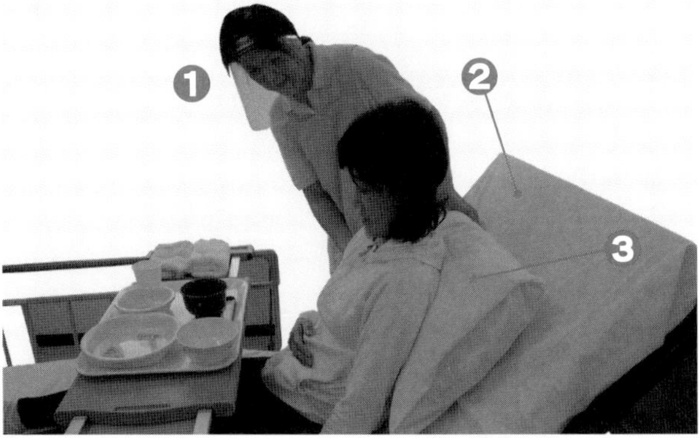

●動作	●声かけ
❶ 健側（右側）から声をかけ、意識がはっきりしていることを確認する。	❶ ご飯の準備ができました。
❷ ベッドをギャッジアップし、45度くらい起こす。	❷ 体を起こしてもよろしいですか。
❸ 背中に枕を入れて安定させ、顔を健側に少し向ける。	❸ お腹などは苦しくないですか。

2 献立を説明する

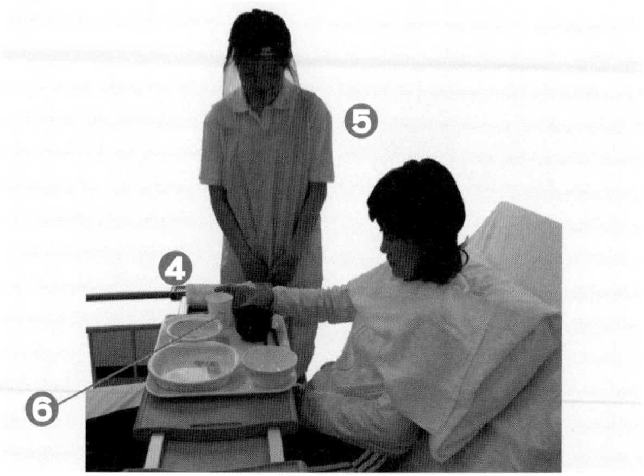

●動作	●声かけ
❹ 濡れタオルで手を拭いてもらう（または手を洗ってもらう）。	❹ 右手（健側の手）で左手を拭いていただけますか。
❺ 健側（右側）に座り、利用者に向かって配膳してから献立を説明する。	❺ 今日の献立は○○と○○です。
❻ お茶や水で水分を補給するとともに、口の中を湿らせてもらう。	❻ 最初にのどごしをよくしていただくために、お茶（お水）で口を湿らせていただけますか。

ここに注意！

- 必要に応じて介護用のエプロンや滑り止めマットを利用します。襟元にタオルをかけてもいいでしょう。タオルは多めに用意しておくと便利です。
- 利用者は声かけに応えようとするので、咀嚼《そしゃく》中の声かけは控えます。

column 食事の姿勢の注意事項

- ◉食事のときは、利用者の意識がはっきりしていることを確認します。食事の前に排泄の声かけ(介助)を行います。
- ◉ギャッジアップの角度は、利用者の状態に応じて30～80度くらいで調整します（参照 食事のときの正しい姿勢 ➡ 150ページ)。

column 介助が必要な場合

- ◉食事の介助が必要な場合は、嚥下の状態を確認しながら、健側から少しずつ口に入れます。
- ◉汁物など水分の多いものから食べ始め、食べたいものを食べてもらいます。また、一口の量に注意しながら、主食、副食、水分を交互にバランスよく食べてもらいます。
- ◉一口の量はティースプーンに軽く1杯くらいにし、口元の横または下から差し出して、口元に水平にあててゆっくり入れます。
- ◉麻痺がある場合は、健側の口角から口に入れます。患側の口腔に食べかすが残らないよう気を付けます。
- ◉飲み込んだことを確認したら、次の一口を口に運びます。

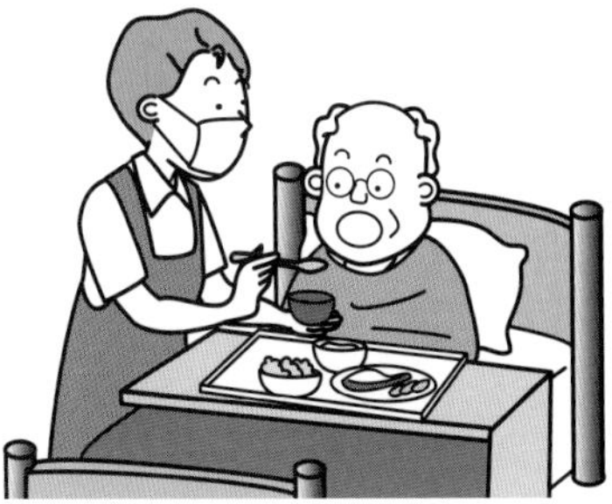

POINT 33

視覚障害がある場合の食事介助

One Point

時計の文字盤の位置関係(クロックポジション)を利用して、食器や料理の配置、食材や調理方法などを説明します。

▼視覚障害がある場合

1 食事の姿勢を整える

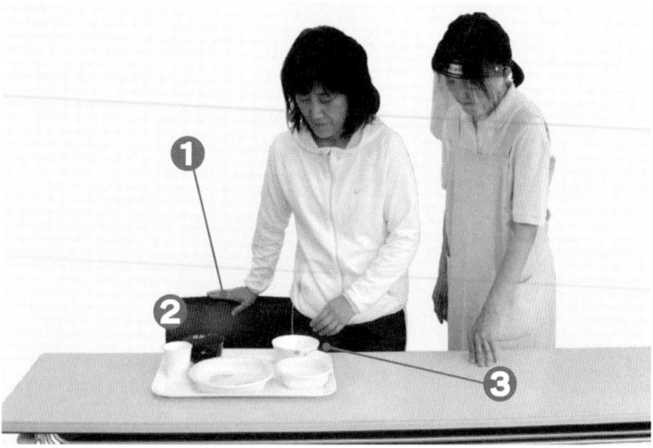

●動作	●声かけ
❶ いすの背とテーブルに触れてもらい、高さや位置を確認してもらう。	❶ 今、いすの後ろに立っています。テーブルといすに触っていただけますか。
❷ 自分で座ってもらう。	❷ 確認したら、いすを引いて座っていただけますか。
❸ テーブルといすの距離を調整してもらう。	❸ 体とテーブルの位置はよろしいですか。

2 クロックポジションで献立などを説明する

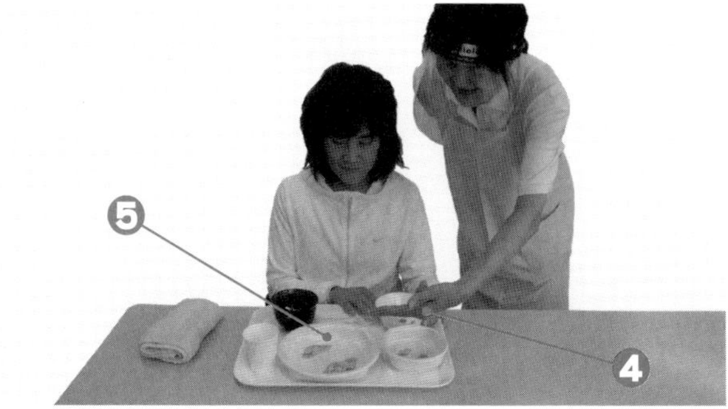

● 動作

❹ 手を誘導してトレイの大きさなどを確認してもらう。説明方法について確認する。

❺ 説明しながら器などに触ってもらい、形や大きさ、位置などを確認してもらう。

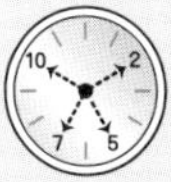

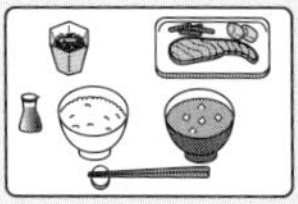

● 声かけ

❹ トレイの大きさを確認してください。説明はクロックポジションでよろしいですか。

❺ トレイの右にお手拭が置いてあります。
今日の主菜は切り身の焼き魚（魚の種類）で、2時の場所にあります。
お味噌汁は5時、ご飯は7時の場所にあります。
お醤油は7時の場所のご飯の左脇に置いてあります。
10時の場所にはほうれん草のお浸しがあります。

ここに注意！

● 説明には、時計の文字盤の位置関係（クロックポジション）を利用します。クロックポジションでの説明を好まない利用者もいるので、その場合は右手前、左手奥などと説明しましょう。

3 熱いものは手の甲で触れてもらう

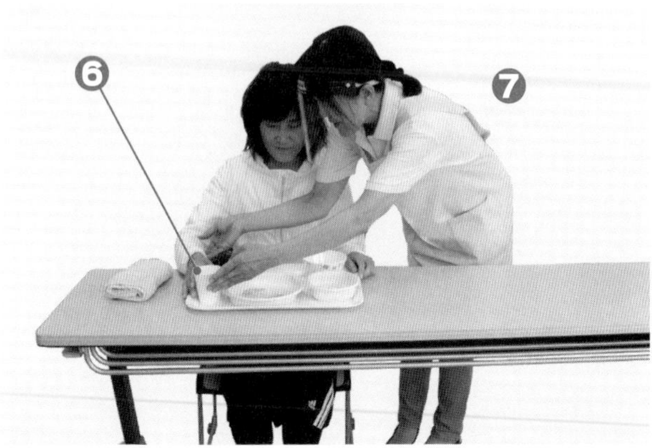

●動作

❻ お茶の入った湯呑に触れてもらい、位置や形、温度を確認してもらう。

❼ 説明が終わったら隣（またはやや後ろ）に座り、必要に応じて介助できるように控える。

●声かけ

❻ 熱いお茶がここにありますので、手の甲で触っていただけますか。

❼ そばにおりますので、何かあれば声をかけてください。

column 視覚障害がある場合の介助のポイント

◉テーブルやいすなどの配置は、毎日同じ位置にするとわかりやすいです。

◉テーブルやいすの高さや位置を確認するために触れてもらうときは、斜め後ろから手を導くようにします。

◉普段と違うテーブルやいすの場合は、その旨や、テーブルやいすの形、高さ、座面などの説明を行います。

◉初めて介助する場合には利き手を確認して、箸の向きなどにも気を配りましょう。

POINT 34

歯ブラシを使うベッド上での口腔ケア

One Point

うがいができて口腔内に異常がない場合には、歯ブラシで歯を磨きます。口腔ケアは虫歯予防や口臭予防だけでなく、細菌感染などを防ぐためにも重要です。うがいがうまくできない場合は、歯磨き粉を使わないほうがいいでしょう。

▼ブラッシングする

1 準備をする

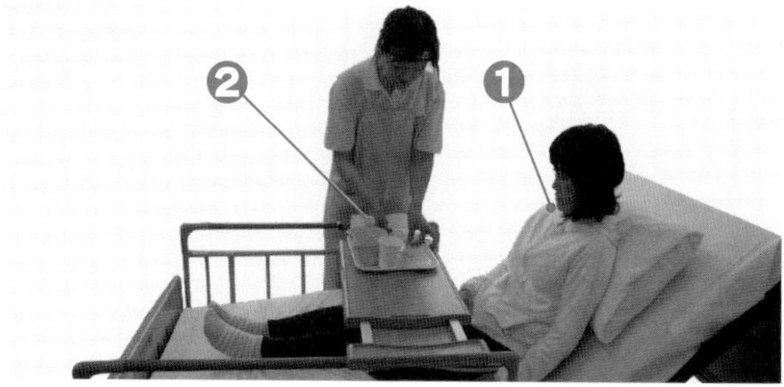

●動作	●声かけ
❶ 座位、または上半身を45度くらい起こして、顎があがらないように姿勢を整える。	❶ 歯を磨いていただけますか。
❷ 必要に応じて介護エプロンをつけて、コップ、歯ブラシ、ガーグルベースン（うがい受け）などを用意する。	❷ この歯ブラシでよろしいですか。

ここに注意！

- 普通か柔らかめで小さめの歯ブラシを使い、歯磨き粉はできるだけ少量にします。

2 歯ブラシで磨く

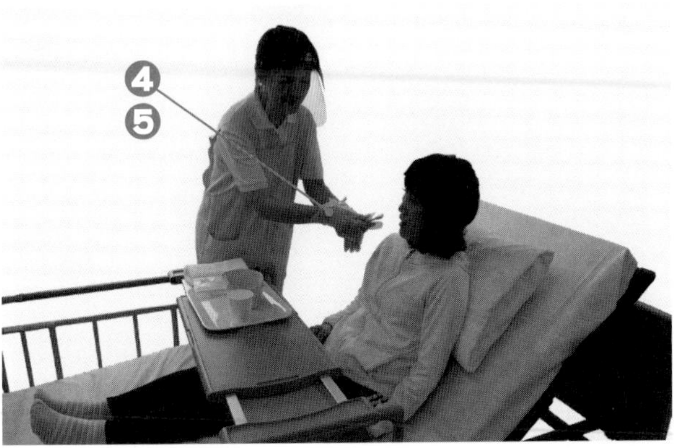

●動作	●声かけ
❸ できる範囲で自分で磨いてもらう。	❸ ご自分で磨いていただけますか。
❹ 介護者は手袋をして、片手で下顎を支えながら小刻みに歯ブラシを動かす。	❹ 仕上げをしますので、口を開けていただけますか。
❺ 歯の裏側や奥歯もブラッシングする。	❺ 歯の裏側や奥歯を磨いてよろしいですか。

ここに注意!

- 歯ブラシの毛先を歯に対して直角くらいの角度で当てて、歯の面や歯と歯の間を磨きます。歯と歯茎の間は 45 度くらいの角度で当てます。
- 軽い力で小刻みに歯ブラシを動かし、1 歯ずつていねいに磨きます。
- 患側に食べかすが残っているときは、ブラシを洗いながら磨きます。

3 口をすすぐ

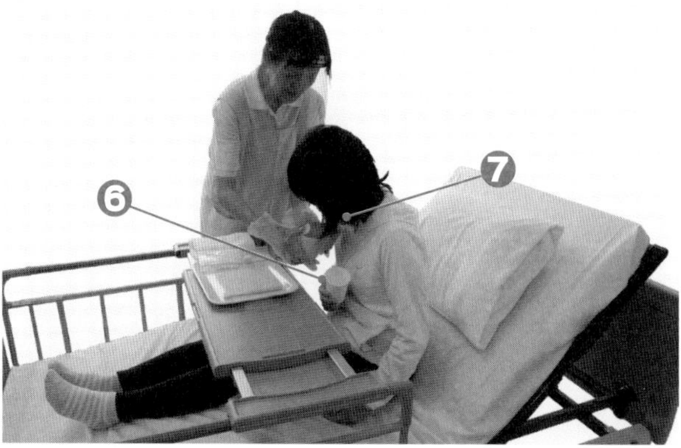

● 動作	● 声かけ
❻ 自分のカップを確認してもらう。	❻ このカップでよろしいですか。
❼ 適量の水またはぬるま湯を口に含ませ、口をすすいでもらう。	❼ 水（お湯）が入っていますので、口をすすいでいただけますか。

ここに注意！

- 口をすすぐときは、誤嚥しないように姿勢にも気を付けましょう。3回以上すすぐといいでしょう。
- 舌のブラッシングをするときは、舌用ブラシやスポンジブラシを使うといいでしょう。

POINT 35

歯ブラシを使わないベッド上での口腔ケア

One Point

うがいができなかったり口腔内に炎症などの異常がある場合には、口腔ケアスポンジやガーゼなどで口腔内をきれいに拭きます。口腔ケアは虫歯予防や口臭予防だけでなく、細菌感染などを防ぐためにも重要です。

▼口腔清拭

1 姿勢を整える

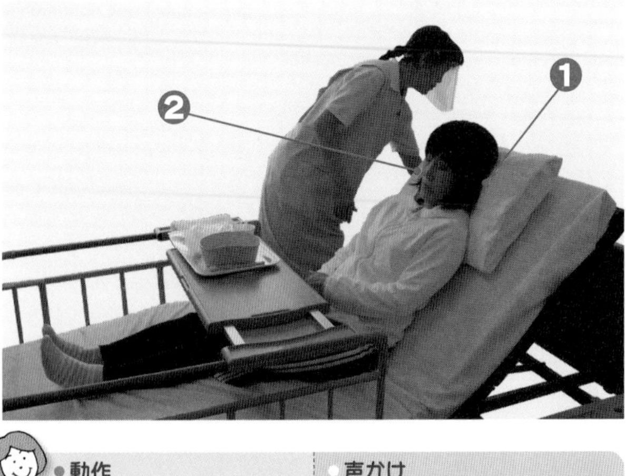

● 動作

❶ 座位、または上半身を45度くらい起こして、顎があがらないように姿勢を整える。

❷ 麻痺がある場合は、健側に少し顔を向ける。

● 声かけ

❶ 口の中をきれいにしてもよろしいですか。

❷ 少し横を向いていただけますか。

2 ガーゼなどを準備する

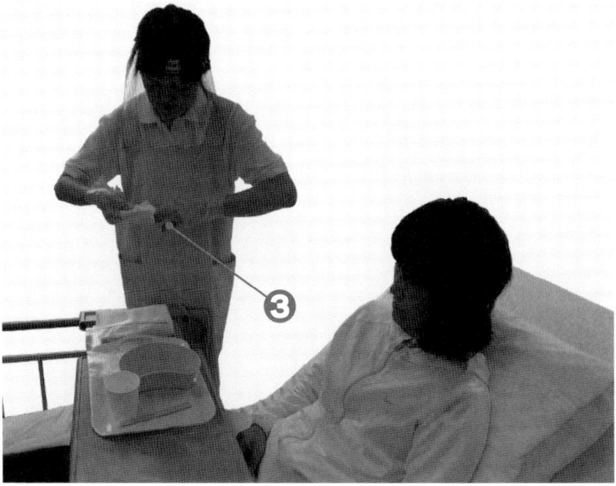

● 動作	● 声かけ
❸ 手袋をして、ガーゼを指に巻いて、十分に湿らせる。	❸ ガーゼを湿らせます。

ここに注意!

- ガーゼなどを湿らせるときは、白湯ではなく殺菌効果のある緑茶を使ってもいいでしょう。病院などでは綿棒を使うこともあります。

3 口腔内の汚れを拭きとる

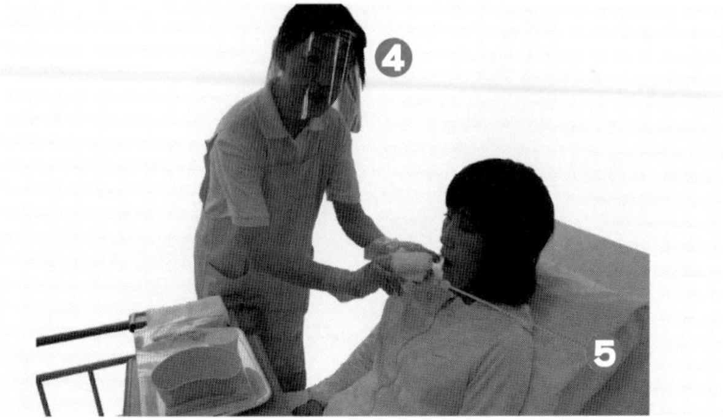

●動作

❹ 口の中をきれいにすることに対する同意を得る。

❺ 歯、歯と頬の間、舌など、口腔内の汚れをていねいに拭き取る。

●声かけ

❹ ガーゼで口の中をきれいにしてもよろしいですか。

❺ 口を開けていただけますか。

ここに注意！

● 手袋をした指にガーゼを巻いて拭くときは、一拭きごとに新しい面にします。歯肉マッサージをするのもいいでしょう。

column 口腔清拭のヒント

◉拭き取り残しがないよう、口腔清拭の順番（上の歯と頬の間 → 上顎 → 下の歯と頬の間 → 舌と舌の裏側など）を決めておくといいでしょう。

◉食べかすが取り除けないときなどは、スポンジブラシや綿棒を使ってもいいでしょう。

column 義歯の洗浄

◉総義歯は下を先に外し、後から上を外します。下の歯は奥歯のほうを上に上げるように、上の歯は奥歯のほうを下に下げるようにすると外せます。総義歯を入れるときは、上の歯から入れます。

◉義歯は熱や衝撃に弱いので、お湯で洗ったり、洗面台に落としたりしないよう気を付けましょう。洗面台で洗うときは、水を張った洗面器などを置いておくといいでしょう。

◉流水で洗うときは、義歯を傷つけないように、義歯用の歯ブラシや歯磨き粉を使います。一般の歯ブラシや研磨剤入りの歯磨き粉を使うと、義歯に細かい傷がつきます。

◉洗浄剤でつけ置き洗いをしたあとは、洗浄剤が義歯に残らないようによく洗い流しましょう。

◉義歯は乾燥にも弱いので、寝るときに外したら、必ず保管容器で水につけておきましょう。このとき、洗浄剤でつけ置き洗いをしてもいいでしょう。

▼流水で洗う

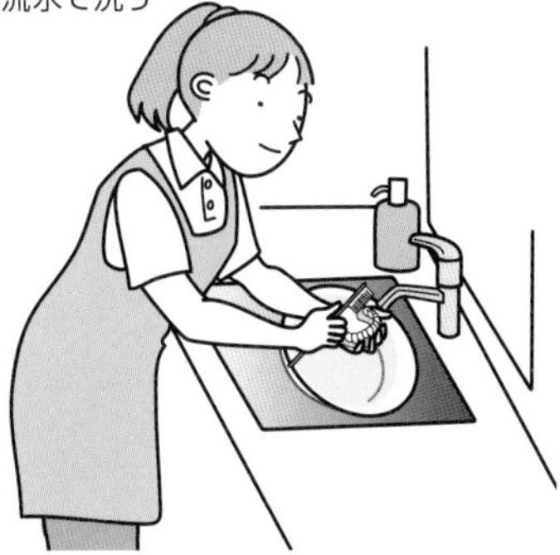

▼義歯の洗浄剤で洗う

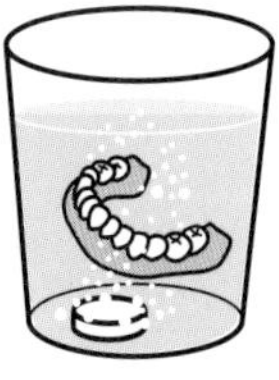

介護の基礎知識 ⑤
食事のときの正しい姿勢

食事のときは食べやすい姿勢を心がけましょう。

◉テーブルでの食事

麻痺がある場合、患側の手はテーブルの上に乗せる。

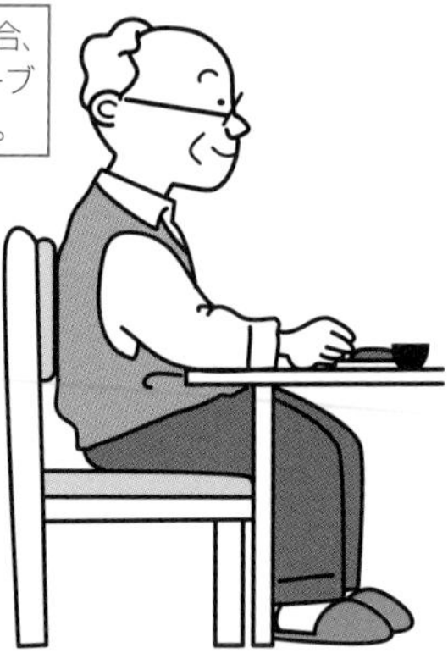

深く座ったときに足の裏がしっかり床につく高さのいすに座る。

座位が安定しない場合は、背もたれのあるいすや、肘掛けのあるいすを選ぶ。

テーブルと体の間が空きすぎないように、いすを引く。

テーブルは、自然と前かがみの姿勢で食べられるような高さ（いすに座ったときにおへそあたりの高さ）がよい。

◉ベッドでの食事

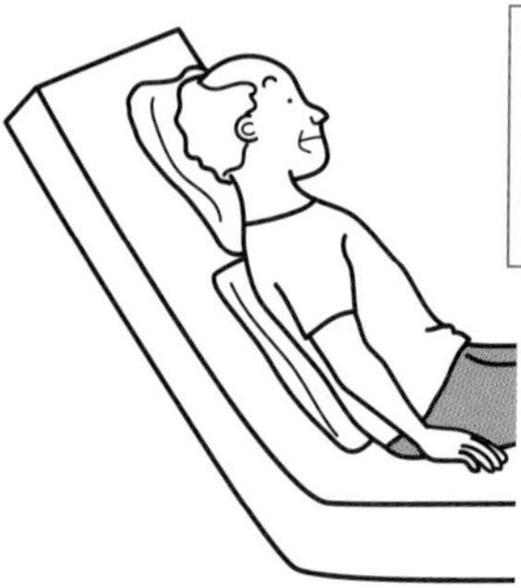

利用者の状態にあわせて、30～80度くらいギャッジアップする。全介助の場合は30度くらい、利用者が自分で食べられる場合は45度くらいなど。

枕などを入れて、座位での食事のときのように頭を垂直にする（少し顎を引いた状態にする）。

嚥下のメカニズム

食べ物を飲み込む機能を「嚥下《えんげ》」と言います。
食べ物を見てから口に入れ、飲み込むまでの一連の働きを「摂食《せっしょく》」と言いますが、その最後の2工程が嚥下です。

◉摂食の工程

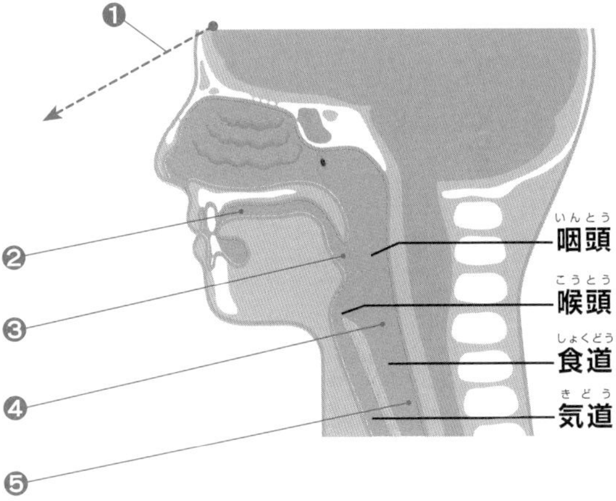

❶ 先行期 ……… 食べ物を見て認識し、唾液の分泌を促す。
❷ 準備期 ……… 食べ物を噛《か》み砕いて咀嚼《そしゃく》し、飲み込みやすい塊（食塊）を作る。
❸ 口腔期 ……… 舌の動きで、食塊を咽頭に送る。
❹ 咽頭期 ……… 食塊が気道に入らないようにして、食道に送る。
❺ 食道期 ……… 喉頭への逆流を防ぎつつ、送り込まれた食塊を胃に送る。

（❹・❺）嚥下

食べやすくする工夫

嚥下《えんげ》機能が低下してくると、食べるときにむせやすくなったり、飲みこみにくくなります。利用者の状態にあわせて、食品や調理法などを工夫して食べやすい食事を心がけましょう。

◉噛《か》みやすい調理法

- 肉、野菜、根菜などは、一口大の食べやすい大きさに切る。
- 繊維質の野菜は、繊維に逆らって（繊維を断ち切るように）切る。
- トマトやナスなどの野菜の皮は、むくか、切れ目を入れる。
- 厚い肉は叩いて柔らかくしたり、皮や脂身を取り除いたり、筋を切るなどする。
- 十分に加熱して、舌と上顎でつぶせるくらい柔らかくする。

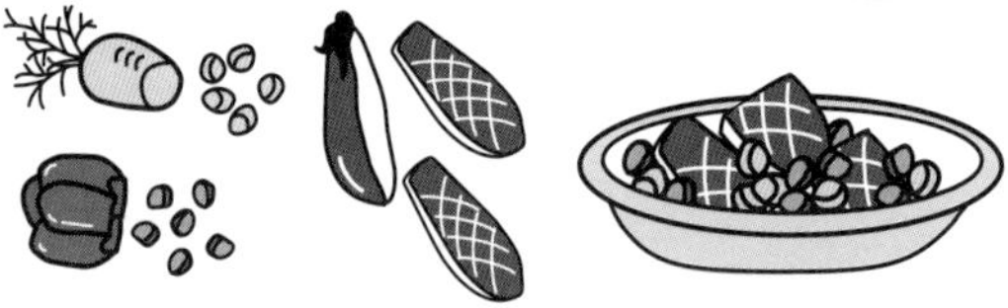

◉飲み込みやすい調理法

- つぶしたり、裏ごしして滑らかにする。
- ミキサーにかけてピューレやスムージーにする。
- 片栗粉やコーンスターチであんかけにしたり、とろみをつける。市販のとろみ剤もある。
- ゼラチンや寒天でゼリー状にする。

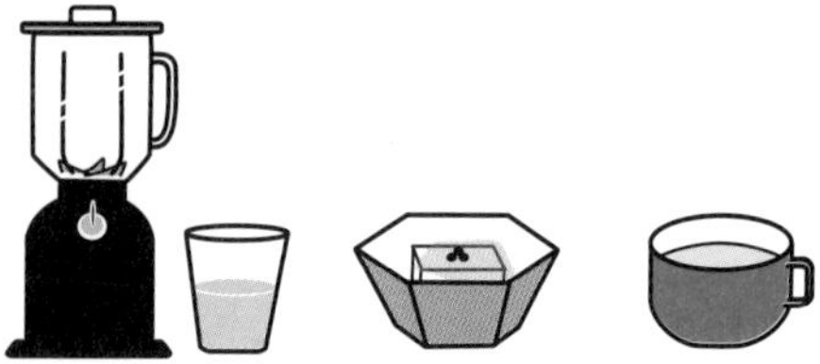

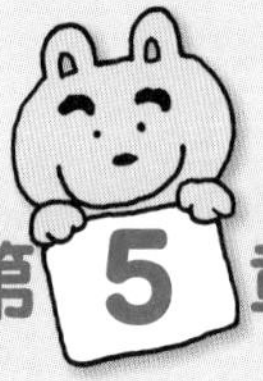

第5章

入浴・排泄

POINT 36

体を洗う（シャワー浴）

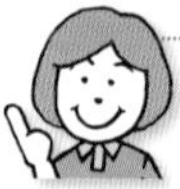

One Point

入浴前にはバイタルチェックを行い、体調の確認をします。脱衣室と浴室の室温を調整し、お湯の温度を確認します。体力が消耗している場合などは浴槽に入らず、シャワーで体を洗うだけでもいいでしょう（シャワー浴）。

▼左麻痺がある場合

1 シャワーの湯温を確認して、お湯を体にかける

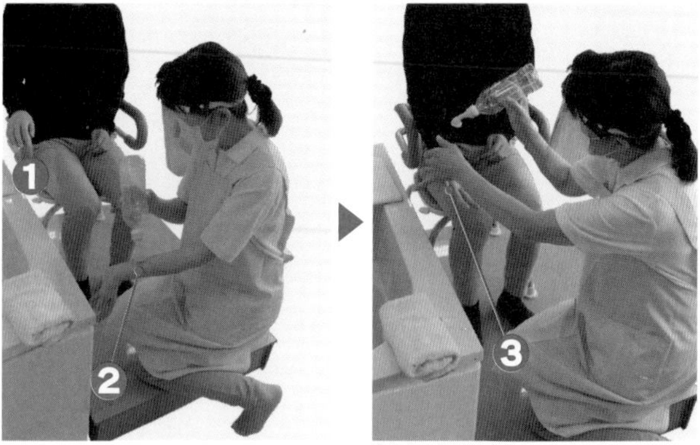

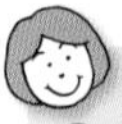

●動作	●声かけ
❶ シャワーチェアに座ってもらい、安定した座位を確認する。	❶ 足は床についていますか。背中は背もたれについていますか。
❷ 介護者の手に湯をかけ湯温を確認してから、利用者に健側（右）の手で湯温を確認してもらう。	❷ 右手（健側の手）でお湯の温度を確認していただけますか。
❸ 健側（右）の手でシャワーを持ってもらい、体にシャワーをかけて流してもらう。	❸ 右手（健側の手）でシャワーを持って、体にかけていただけますか。

2 体を洗う

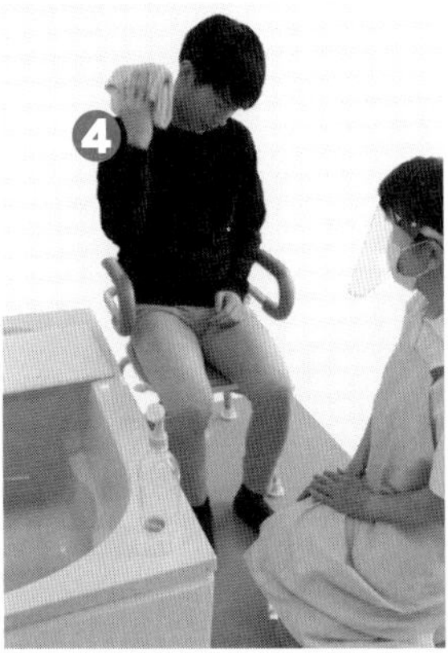

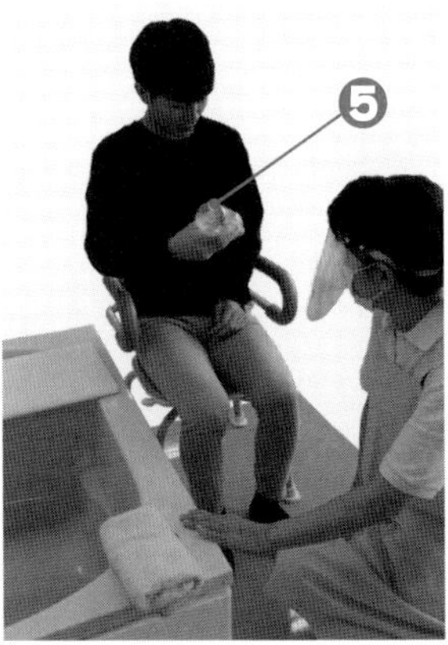

●動作	●声かけ
④ できる範囲で体を洗ってもらう。介護者は利用者の患側（左側）を保護し、バランスが崩れないように支える。	④ タオルに石けんをつけてありますので、体を洗っていただけますか。
⑤ 石けんなどが体に残らないよう、シャワーで洗い流してもらう。	⑤ 体にお湯をかけて、石けんを流していただけますか。

ここに注意！

- 入浴前にはシャワーチェアや滑り止めマット、手すりの位置なども確認しましょう（参照 福祉用具 ➡ 187 ページ）。
- 体を洗っている間、肩にタオルをかけてお湯をかけたり、お湯を入れた洗面器などに足を入れておくと、体が冷えにくくなります。

▼洗いにくいところの介助

1 背中や臀部などを洗う

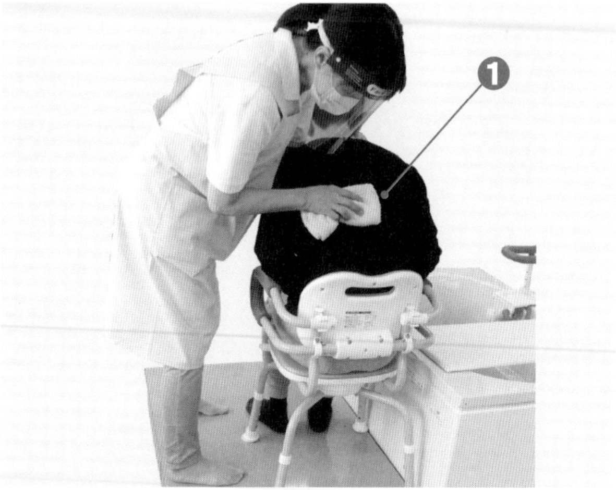

●動作	●声かけ
❶ 利用者が洗えていないところを見ておいて、背中や臀部、足先などをていねいに洗う。	❶ 背中を洗ってもよろしいですか。
❷ 石けんなどが体に残らないよう、シャワーで洗い流す。	❷ シャワーで背中を流します。

ここに注意!

- 臀部を洗う場合は、利用者に手すりや浴槽の縁につかまって立ってもらいます。介護者は後ろから利用者の体を支えながら、洗うのを手伝います。
- 頭を洗う場合は、利用者の希望を確認しながら行います。
- 髪を濡らしたくない場合は、シャワーキャップを使います。

POINT 37 浴槽に入る

One Point

バスボードや浴槽用のいす、浴槽内の滑り止めマットなど、利用者の状態にあわせて準備しましょう（参照 福祉用具 ➡ 187ページ）。シャワーチェアは、浴槽の縁と同じくらいの高さのものを使います。

▼左麻痺がある場合

1 シャワーチェアに座り、バスボードに移動する

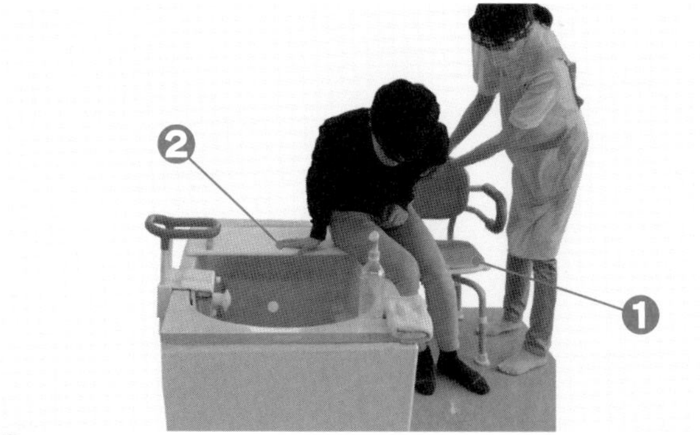

●動作	●声かけ
❶ 湯船に入ることに対する同意を得て、利用者の健側（右側）が浴槽側になるように、シャワーチェアを浴槽の横に置く。	❶ 湯船に入っていただけますか。
❷ シャワーチェアに座ったら、健側（右）の手で手すりを握り、少しずつお尻をずらしてバスボードに移動してもらう。介護者は患側（左側）から介助する。	❷ バスボードに手を置いて、お尻を乗せていただけますか。

2 健側（右）の足を浴槽に入れてから、患側（左）の足を入れる

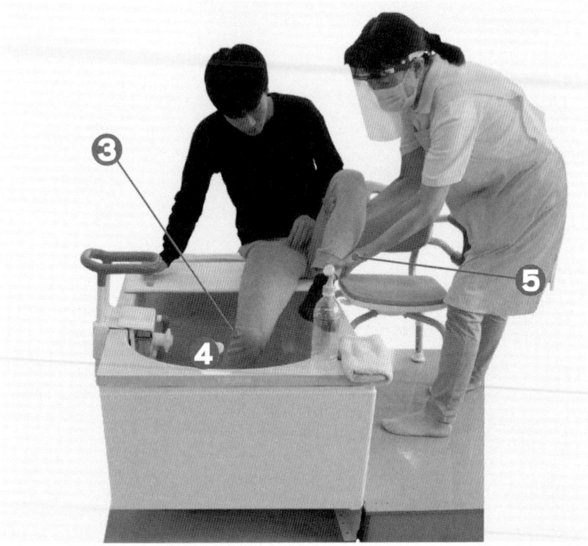

●動作	●声かけ
❸ 健側（右）の足を浴槽に入れてもらう。	❸ 右足（健側の足）を湯船の中に入れていただけますか。
❹ 健側（右）の足で湯温を確認してもらう。	❹ 湯加減はいかがですか。
❺ 患側（左）の足の膝からふくらはぎを下から支えて持ち上げ、浴槽に入れる。	❺ 左足（患側の足）を湯船の中に入れてもよろしいですか。

ここに注意！

- バスボードを使わない場合は、シャワーチェアに座り、健側の足から浴槽に入れてもらいます。
- 介護者は、利用者が滑って転倒したりしないように介助します。

3 立ち上がってから腰を下ろす

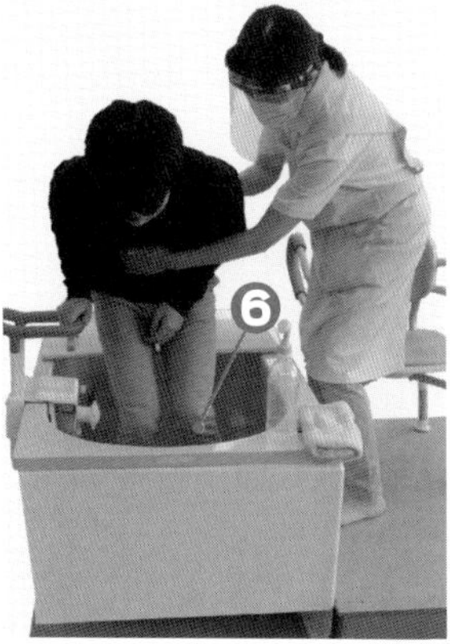

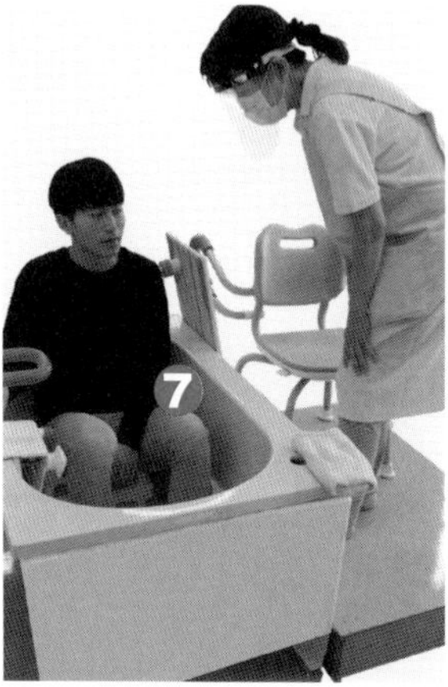

●動作

❻ 浴槽の底に足がしっかりついていることを確認する。手すりを握って立ち上がってもらい、バスボードを外す。

❼ ゆっくりと浴槽内に腰を下ろしてもらう。

●声かけ

❻ 手すりにつかまりながら立ち上がっていただけますか。バスボードを外します。

❼ ゆっくり腰を下ろして、湯船につかっていただけますか。

ここに注意!

- 浴槽内で立ち上がるときや腰を下ろすときに、めまいなどを起こす可能性があるので、注意が必要です。
- 浴槽内いす（浴槽内に置くいす）を利用すると、立ったり座ったりがしやすくなります。

POINT 38

浴槽から出る

One Point

入浴後は、湯冷めしないように手早く体を拭いて、身支度を整えます。入浴すると発汗作用で脱水状態になりやすいので、体調にあわせて水分を補給しましょう。その後、しばらく体を休めてから移動します。

▼左麻痺がある場合

1 バスボードに座る

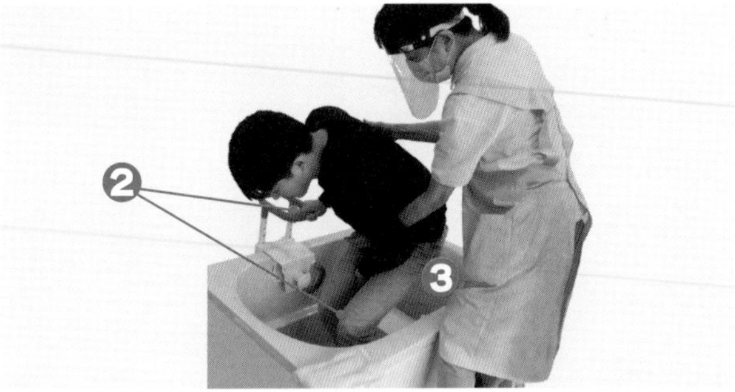

●動作	●声かけ
❶ 湯船から出ることに対する同意を得る。	❶ 湯船から出ていただけますか。
❷ 足を引いて膝を曲げ、手すりを握って前かがみになるようにして立ち上がってもらう。介護者は左手で腰を支え、利用者の患側(左側)から介助する。	❷ 足を引いて、ゆっくり立ち上がっていただけますか。
❸ あいている手でバスボートを置き、ゆっくり腰を下ろしてもらう。	❸ バスボードに腰を下ろしていただけますか。

2 患側（左）の足を浴槽から出す

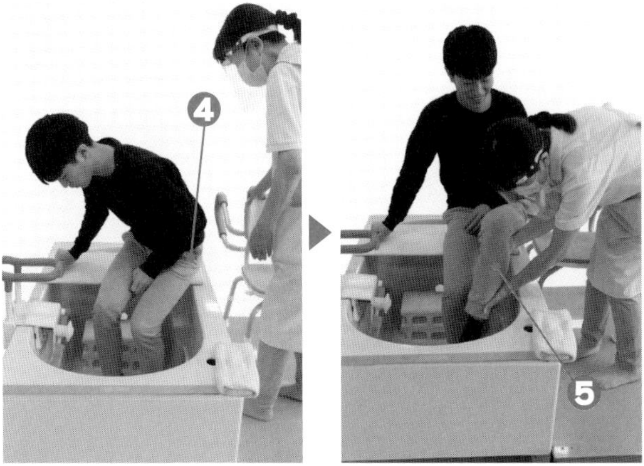

● 動作

❹ 少しずつお尻をずらしてシャワーチェアのほうに移動してもらう。

❺ 座位が安定していることを確認したら、患側（左）の足の膝からふくらはぎあたりを下から支えて外に出す。

● 声かけ

❹ 手すりにつかまりながら、少しずつシャワーチェアのほうに移動していただけますか。

❺ 左足（患側の足）を外に出してもよろしいですか。

ここに注意！

- バスボードを使わない場合は、立ち上がって座面が浴槽の縁と同じ高さのシャワーチェアに座り、患側の足から外に出します。
- 介護者は、利用者が滑って転倒したりしないように介助します。

3 健側（右）の足を浴槽から出し、シャワーチェアに移動する

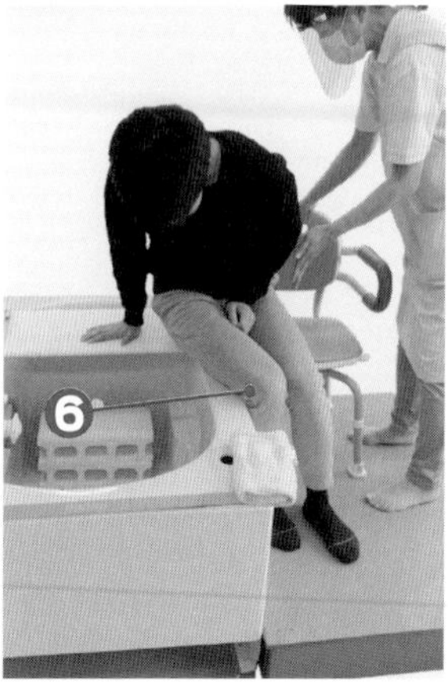

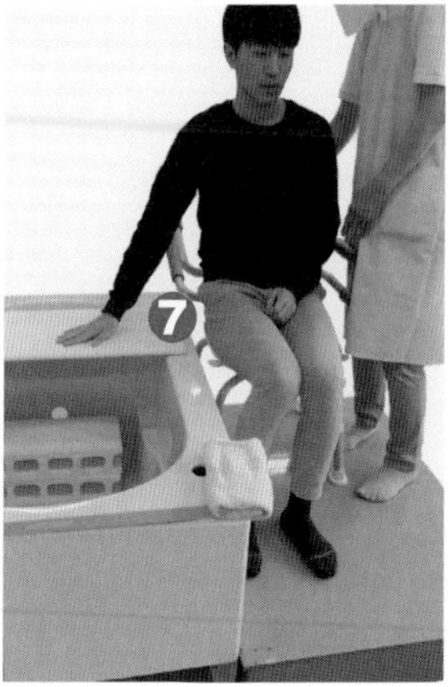

● 動作	● 声かけ
❻ 健側（右）の足を外に出して、湯船から出てもらう。状態に応じて介助する。	❻ 右足（健側の足）を外に出していただけますか。
❼ シャワーチェアに座ってもらい、座位の安定性を確認する。	❼ シャワーチェアに座っていただけますか。

ここに注意！

- 入浴後はできる範囲で利用者自身に体を拭いてもらい、拭きにくいところは介護者が介助します。
- 髪を洗った場合は、身支度を整えてからドライヤーをかけて乾かします。

POINT 39

手浴

One Point

40度くらいのお湯、洗面器、ビニールシート、タオル、石けんを準備します。服の袖は濡れないようにまくり、寝具も濡れないように注意しましょう。片麻痺の場合は健側の手から洗います。

▼上半身を起こして行う場合

1 湯温を確認する

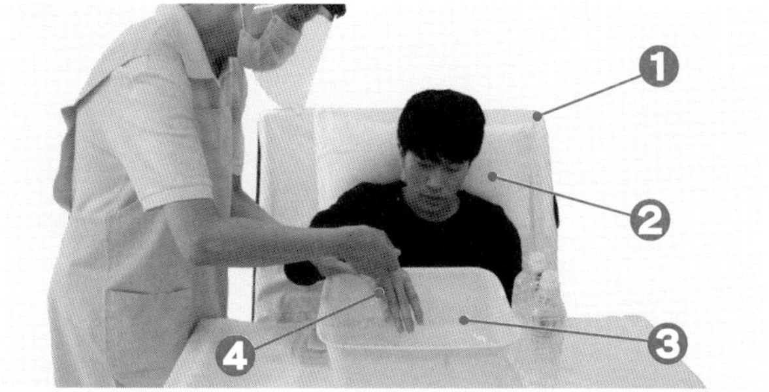

●動作	●声かけ
❶ ギャッジアップすることと手を洗う（手浴する）ことに対する同意を得てから、ギャッジアップする。	❶ 体を起こして手を洗っていただけますか。
❷ 必要に応じて枕を当てるなどして、姿勢を安定させる。	❷ 姿勢は辛くないですか。
❸ ビニールシートの上にタオルを重ねて敷き、洗面器に湯を入れる。	❸ 洗面器にお湯を入れてもよろしいですか。
❹ 手の甲に湯をかけ、湯温を確認してもらう。片麻痺がある場合は健側の手で確認してもらう。	❹ お湯の温度はいかがですか。

2 石けんで片手ずつ洗う

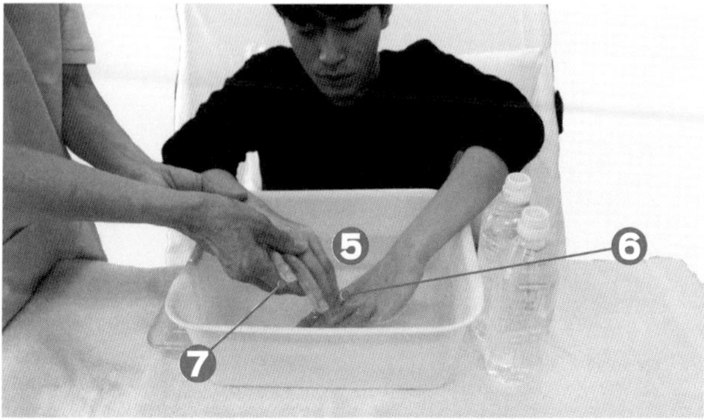

●動作	●声かけ
❺ しばらく手を湯に入れて温めてもらう。	❺ お湯の中に手を入れていただけますか。
❻ できる範囲で自分で洗ってもらい、必要に応じて介助する。	❻ 石けんで洗っていただけますか。
❼ 指を開くときは、温めてからゆっくり開く。	❼ 痛くないですか。

ここに注意！

- 手を洗うための洗面器と、石けんを流すためのかけ湯を入れたペットボトル２本程度を用意します。
- 洗面器の下にビニールシートとタオルを重ねて敷いておき、洗い終わったあとは、敷いたタオルで手を拭きます。ビニールシートの代わりに、大きめのビニール袋などを利用してもいいでしょう。
- 手をこすり合わせることなどができるようであれば利用者自身にやってもらい、できない部分を介助しましょう。
- 座位を保てる場合は、洗面器を身体の前に置くといいでしょう。

3 石けんを洗い流して、手を拭く

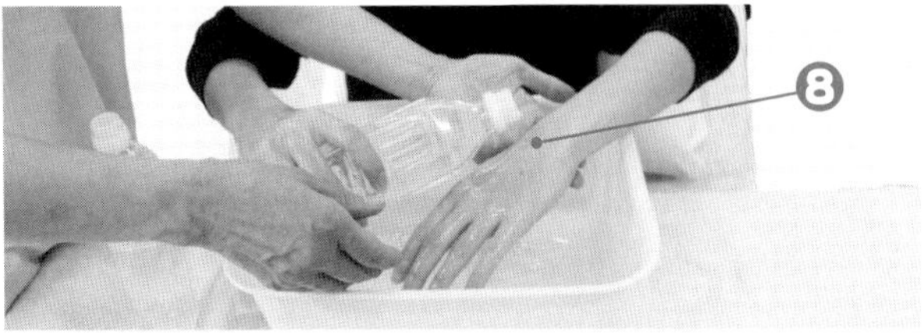

▼

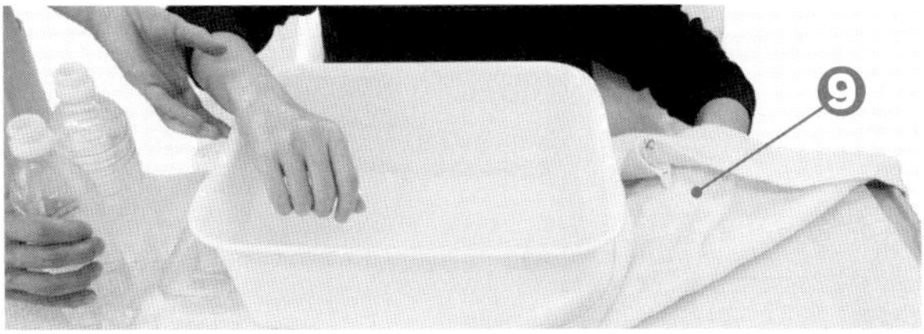

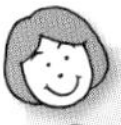

●動作	●声かけ
❽ かけ湯をして石けんを洗い流す。	❽ 石けんを洗い流していただけますか。
❾ 洗面器の横のタオルに手を置き、水分を拭き取る。	❾ 手を拭いていただけますか。

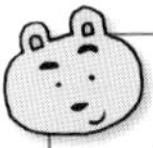

ここに注意!

● 手を拭き終わったら、タオルの下に敷いたビニールシートで包んで片づけます。

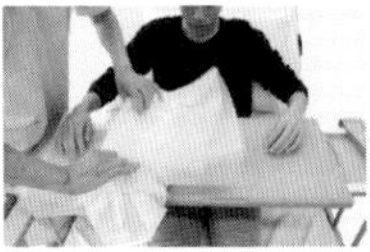

column 寝たまま行う場合

●寝たままの状態で行う場合には、バスタオルや枕を肘の下に置いて、横に置いた洗面器に手が入るようにしたら、片手ずつ洗います。

POINT 40
足浴

One Point

40度くらいのお湯、洗面器(バケツ)、ビニールシート、タオル、石けんを準備します。ズボンの裾は濡れないようにまくり、寝具も濡れないように注意しましょう。膝にタオルなどをかけて、体を冷やさないようにします。

▼座った姿勢で行う場合

1 湯温を確認する

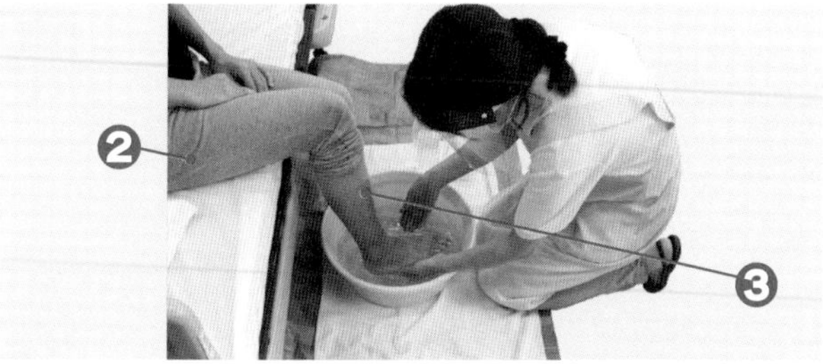

●動作	●声かけ
❶ ベッドに端座位になることと足を洗う(足浴する)ことに対する同意を得る。	❶ ベッドに腰かけながら、足を洗っていただけますか。
❷ 端座位になってもらい、足底が床につくようにベッドの高さを調節する。	❷ ベッドに腰かけていただけますか。
❸ ズボンの裾をまくり、介護者が健側の足に少量の湯をかけ、湯温を確認してもらう。	❸ お湯の温度を確認するため、(健側の)足にお湯をかけてよろしいですか。

2 石けんで片足ずつ洗う

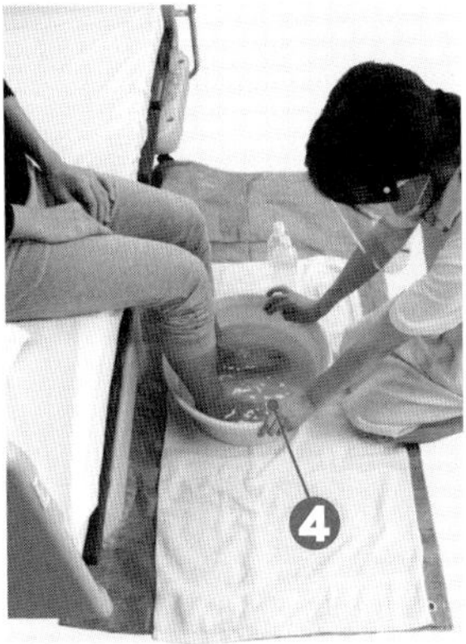

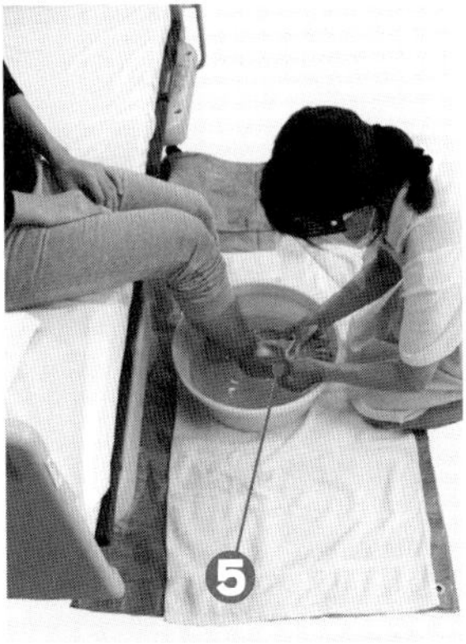

●動作	●声かけ
❹ 片足ずつ湯に入れ、両足をしばらくつけておく。	❹ お湯に足を入れて、しばらくそのまま足を温めていただけますか。
❺ 石けんで片足ずつ洗う。ゆっくり指の間を広げ、指の間を特に念入りに洗う。	❺ 石けんで足を洗ってよろしいですか。

ここに注意!

- 足を洗うための大きめの洗面器と、石けんを流すかけ湯を入れたペットボトル２本程度を用意します。
- 洗面器の下にビニールシートとタオルを重ねて敷いておき、洗い終わったあとは、敷いたタオルで足を拭きます。

3 石けんを洗い流して、足を拭く

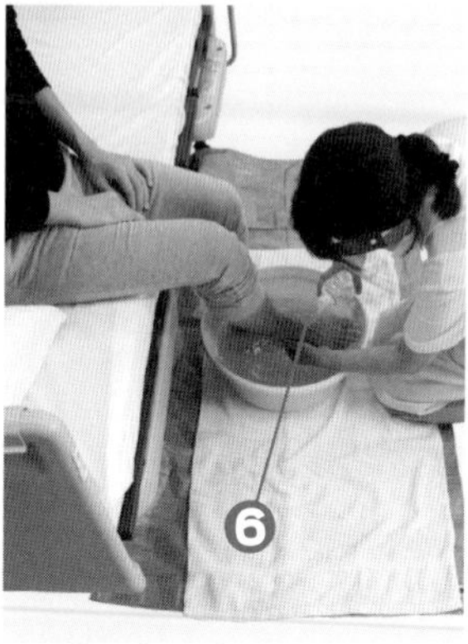

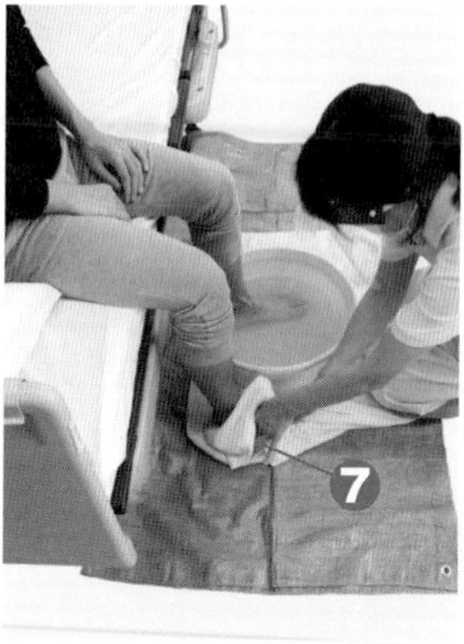

●動作	●声かけ
⑥ 片足ずつかけ湯をして、石けんを洗い流す。 片麻痺の場合は、健側の足 → 患側の足の順に洗い流す。	⑥ 石けんを洗い流してよろしいですか。
⑦ 洗面器（バケツ）の横のタオルに足を置き、水分を拭き取る。	⑦ 温まりましたか。

column 寝たまま行う場合

◉ベッド上で行う場合は、膝下にバスタオルや枕などを入れて支えて、足元に置いた洗面器に足が入るようにします。

◉丸めた小さいタオルで足の裏を強く押し洗いしたり、熱いタオルで蒸し拭きにするのもいいでしょう。

POINT 41

ベッド上での洗髪

One Point

ケリーパッドなど洗髪用のパッドを利用して洗髪します。そのほか、40～43度くらいのお湯（利用者の好みの湯温）、バケツ（大きめの洗面器）、ビニールシート、タオル、バスタオル、シャンプー、リンスなどを準備します。

▼ケリーパッドを使う場合

1 洗髪の準備をする

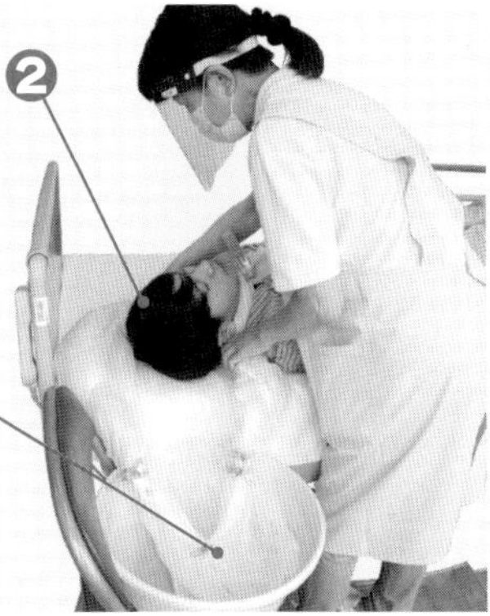

●動作	●声かけ
❶ ケリーパッドをビニールシートとバスタオルを敷いたうえに置く。ケリーパッドの先はバケツに入れる。	❶ 髪を洗ってもよろしいですか。
❷ 利用者の頭がベッドの端にくるように体を斜めにする。ケリーパッドを頭の下に入れたら、ベッドを高めに調整する。	❷ 体を動かしてもよろしいですか。痛いところはありませんか。
❸ ブラッシングをする。	❸ 髪をとかしてもよろしいですか。

2 髪を洗う

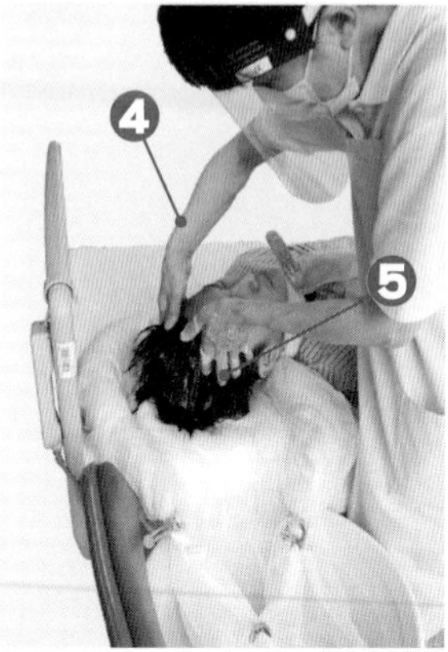

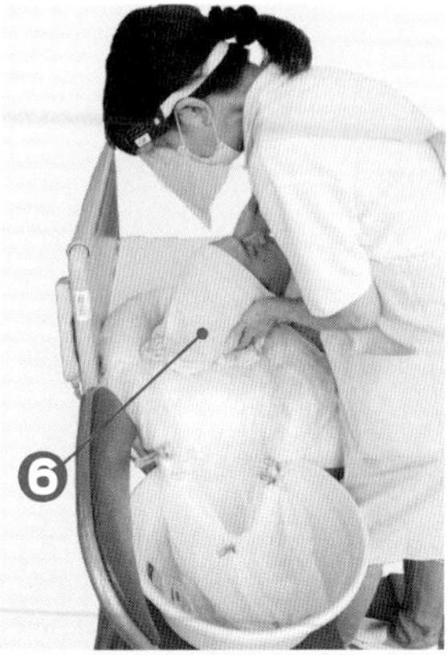

●動作	●声かけ
❹ 介護者の手で湯温を確認してから、前髪の生え際からゆっくり湯をかけ、頭部全体を濡らす。	❹ お湯の温度はいかがですか。
❺ 手のひらで泡立ててから、シャンプーで髪を洗う。	❺ シャンプーで洗ってもよろしいですか。かゆいところや、洗い足りないところはありませんか。
❻ タオルでシャンプーの泡を拭き取る。	❻ シャンプーを拭き取ってよろしいですか。

ここに注意!

- 襟付きの服の場合は襟を体側に折り込みます。首元に5cm幅くらいにたたんだタオルを巻き、大きめの洗濯バサミで留めておきます。タオルが濡れないように、ケリーパッドを合わせます。
- 髪の長さに合わせて、洗い流すためのかけ湯を入れたペットボトル4～5本程度を用意します。

3 シャンプーを洗い流して、よく乾かす

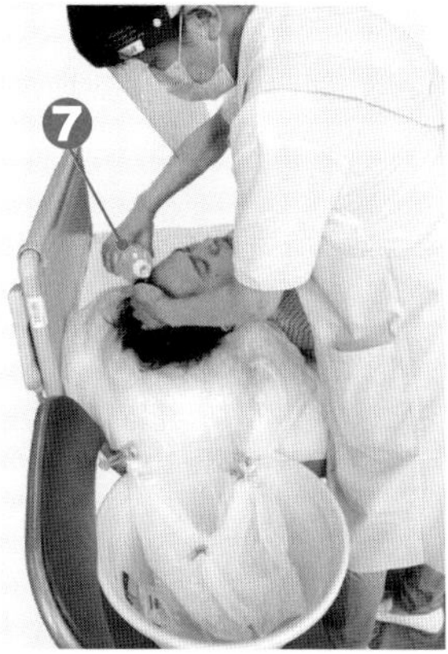

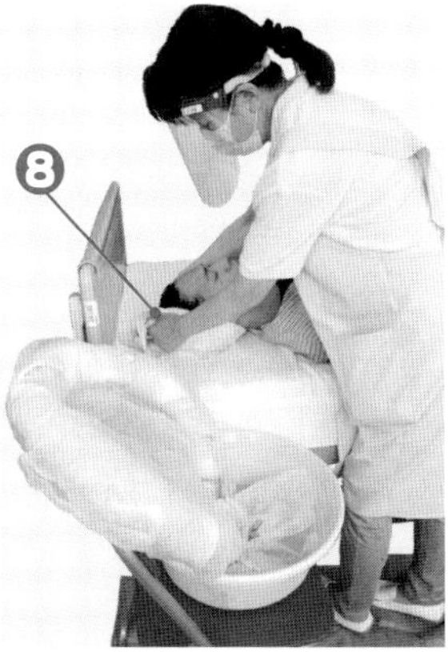

●動作	●声かけ
❼ 湯をかけて、シャンプーを洗い流す。	❼ シャンプーを洗い流してよろしいですか。
❽ 乾いたタオルで頭全体を包み、水分を拭き取る。	❽ タオルで髪を拭いてもよろしいですか。
❾ ドライヤーをかけて乾かし、ブラシで髪を整える。	❾ ドライヤーで乾かしてもよろしいですか。

ここに注意!

- シャンプーで髪を洗うときは、前髪の生え際から後ろに向かって指の腹で洗います。
- シャンプーで頭皮を洗うときは、額は耳上から額中心に、あとは頭の中心部に向かって洗います。
- シャンプーを洗い流すときは、耳の中に湯が入らないよう、耳をたたみながら行います。
- 洗い終わったら、首元に巻いたタオルで髪を包み込み、水分を吸いこませて拭くといいでしょう。
- 起き上がれる場合は、起き上がってもらって髪を乾かしましょう。

column ケリーパッドがない場合

◉ケリーパッドは、新聞紙やタオルを丸めて棒状にしたものにバスタオルを巻くなどして「C」字型にしたものを、大きなビニール袋に入れて形を整えれば、同様のものを作ることができます。

◉ビニール袋の先がバケツに届くようにしたり、途中で外にこぼれないようにする工夫も必要です。

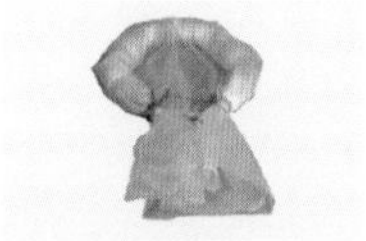

column 清拭

〔準備〕

◉55度くらいのお湯、バケツ（洗面器）、ビニールシート、タオル3～4枚、バスタオル、石けんなどを準備します。

◉始める前にバイタルチェックを行い、利用者の同意を得ます。また、部屋のカーテンを閉めるなど、プライバシーの保護に留意します。

◉室温は23～25度くらいを目安に調整します。介護者の手が冷たい場合は、温めておきます。

◉不必要な露出を避けるため、拭いている部分以外はバスタオルなどで体を覆《おお》います。

◉55度くらいのお湯でタオルを絞る際は、厚手のゴム手袋を着用するなど、やけどをしないよう気を付けましょう。水やお湯で絞ったタオルを電子レンジで温めると、蒸しタオルになります。

◉利用者がやけどしないように、タオルの温度を確認してからタオルを渡します。

〔拭くときのポイント〕

◉抹消から中枢（心臓）に向かって拭くのが基本です。拭く順番は、「顔（参照 顔を拭く➡120ページ）→ 手・腕 → 胸部・腹部 → 背部 → 脚・足 → 陰部」のように、「上半身 → 下半身 → 陰部」が基本です。

◉タオルは多めに用意し、タオルの面を変えながら、常に清潔な面で拭きます。
◉胸部を拭くとき、利用者が女性の場合は乳房の下側もていねいに拭きます。
◉腹部を拭くときは、内臓を圧迫しないように気を付けましょう。
◉蒸しタオルで拭いたあとは、乾いたタオルで水分を拭き取ります。
◉一度に全身の清拭ができない場合は、部分清拭を数日に分けて行ってもいいでしょう。

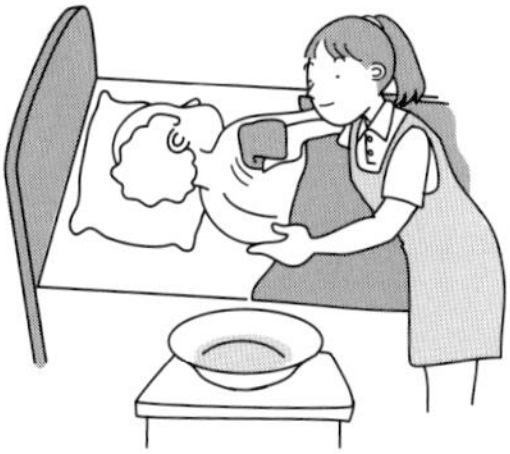

〔陰部の清拭〕

◉陰部はタオルを変えて拭きます。利用者が拭ける状態ならば、自分で拭いてもらいましょう。
◉女性の場合は前から後ろに拭きます。大陰唇や小陰唇はていねいに拭きます。
◉男性の場合は、陰茎のしわの間や陰のうの裏も、ていねいに拭きます。
◉陰部の洗浄をする場合は、38 度くらいのぬるま湯を用意し、介護者は手袋を着用します。おむつを敷いて、湯温を確認してから陰部にお湯をかけ、陰部から肛門に向かってガーゼなどで拭き取るようにしながら洗い流します。
◉汚れが多いときなど石けんを使う場合は、泡立ててから洗い、お湯でよく洗い流します。
◉洗い流し終わったら、乾いたタオルで水分を拭き取ります。

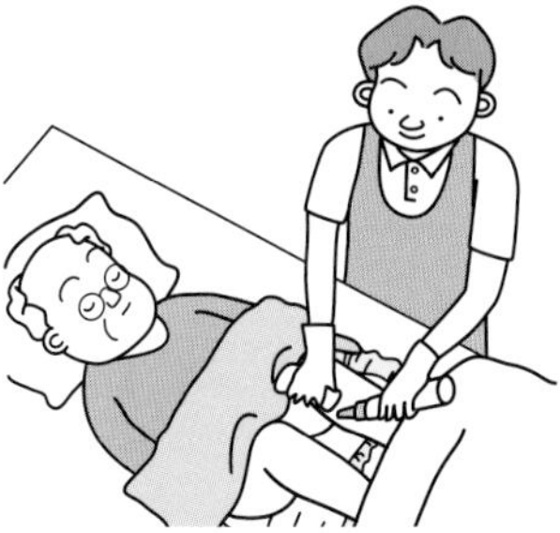

トイレへの誘導と排泄介助（洋式便座の場合）

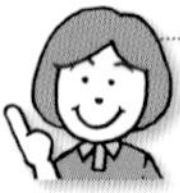

One Point

健側に手すりのあるトイレに誘導します。トイレまでの移動時間を考慮して、早めに声かけをしましょう。トイレまでの廊下に手すりがあれば自分で移動できる場合、介護者は利用者のやや後方から、利用者が滑ったり転倒したりしないように介助します。

▼歩いて移動できる場合

1 トイレまで誘導する

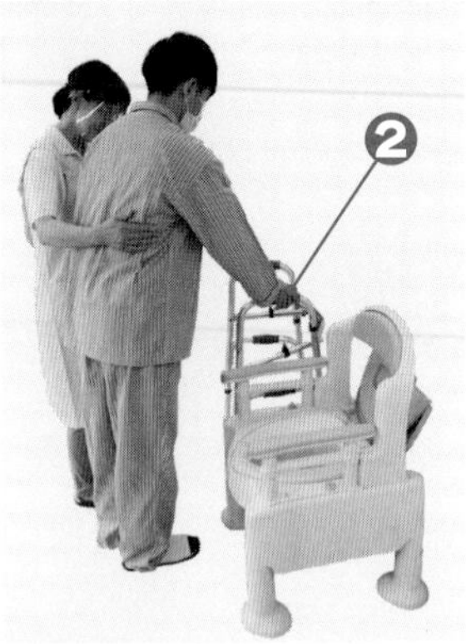

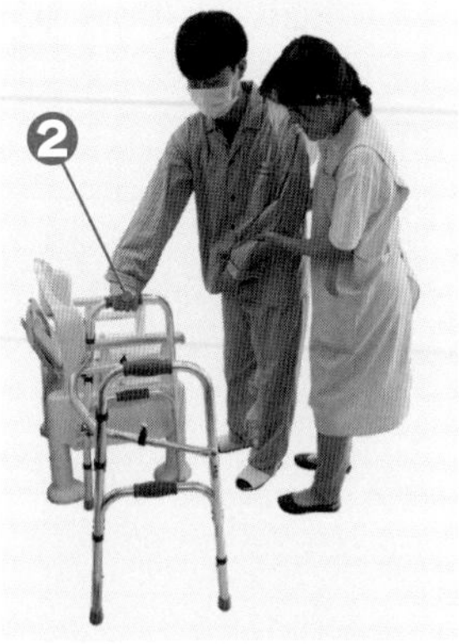

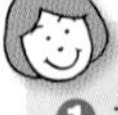

●動作	●声かけ
❶ 排泄の意思を確認し、トイレに誘導する。	❶ （ほかの人に聞こえないように小さな声で）トイレに行きましょうか。
❷ 個室に入ったら手すりにつかまってもらい、ドア（またはカーテン）を閉める。	❷ 手すりにつかまっていただけますか。

2 便座に座る

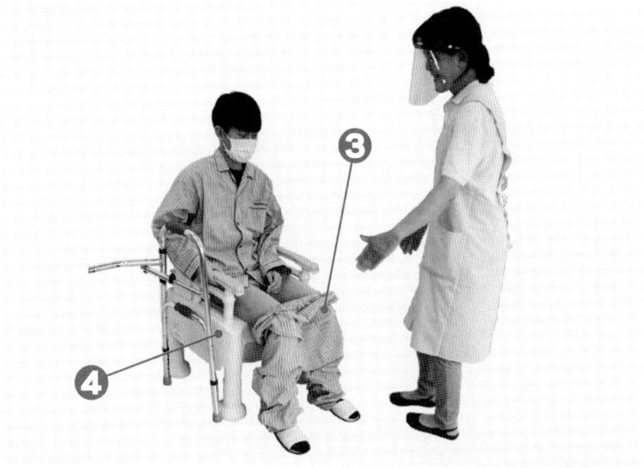

●動作	●声かけ
③ 下着やズボンを下ろしてもらう。	③ 下着を下ろしていただけますか。
④ 便座にゆっくり座ってもらう。	④ 便座に腰かけていただけますか。終わったらお呼びください。

ここに注意!

- 座ったり立ったりする場合の介助については、第 1 章を参照してください。
- 利用者が自分でできる場合は、下着を下ろしたり、上げたりしてもらいます。必要に応じて介護者が介助します。
- 足の位置や座った位置など座位が安定していることを確認したら、トイレットペーパーの量や位置を確認し、介護者は外に出て、声の聞こえる位置で待機します。

3 立ち上がって衣服を整える

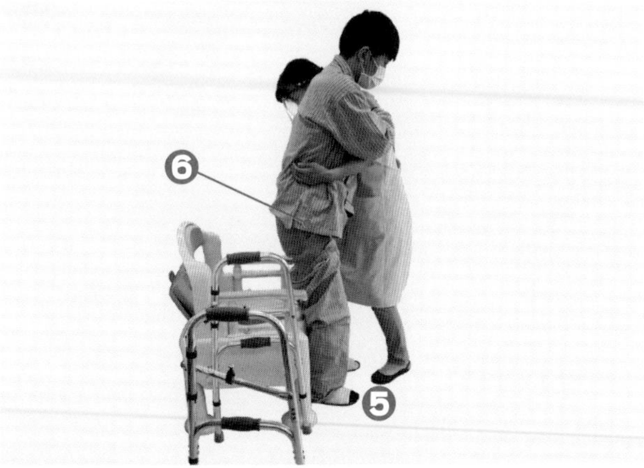

●動作	●声かけ
❺ 手すりにつかまりながら立ち上がってもらう。	❺ 手すりにつかまりながら、ゆっくり立ち上がっていただけますか。
❻ 下着やズボンを上げてもらう。必要に応じて介助する。	❻ 下着とズボンを上げていただけますか。

ここに注意！

- 排泄後は便の状態を確認し、異常があったときは医師や看護師に伝えます。

POINT 43

車いすを使用する利用者への排泄介助(洋式便座の場合)

One Point

利用者が自分でできることはやってもらい、利用者の状態や必要に応じて介助します。基本的にはトイレのドアやカーテンを閉め、プライバシーの保護にも気を配りましょう。

▼左麻痺がある場合

1 トイレまで誘導する

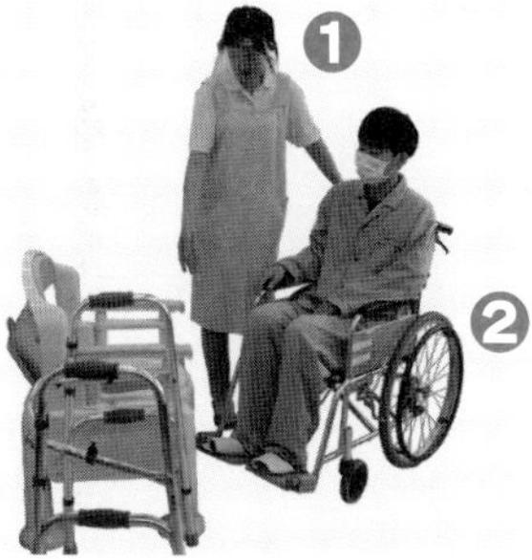

● 動作

❶ 排泄の意思を確認し、トイレに誘導する。車いすはできるだけ利用者に操作してもらう。

❷ 車いすのままトイレに入り、手すりや便座の近くまで寄せてブレーキをかけてもらう。

● 声かけ

❶ (ほかの人に聞こえないように小さな声で)トイレに行きましょうか。

❷ 車いすのブレーキをかけていただけますか。

ここに注意!

● 車いすから便座、便座から車いすへの移乗の介助については、第2章の78～85ページを参照してください。

2 便座に座る

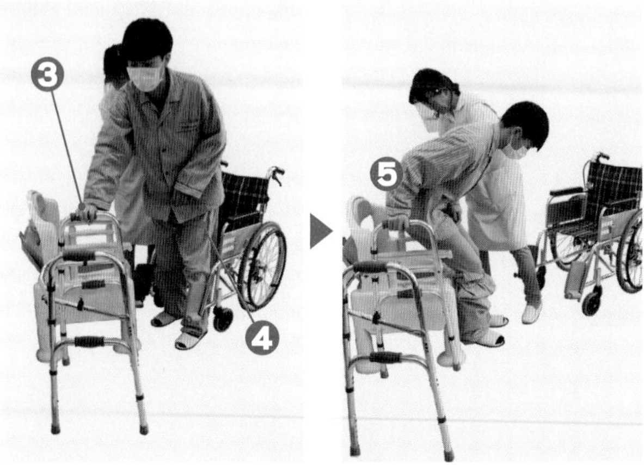

動作	声かけ
③ 手すりや壁を支えにして立ち上がり、体の向きを変えてもらう。	③ 立ち上がって向きを変えていただけますか。
④ 下着やズボンを下ろしてもらう。	④ 下着を下ろしていただけますか。
⑤ 便座にゆっくり座ってもらう。	⑤ 便座に腰かけていただけますか。終わったらお呼びください。

ここに注意!

- 必要に応じて介助します。
- トイレのスペースが狭い場合には、車いすを外に出します。広い場合は、そのまま置いておきます。
- 足の位置や座った位置など座位が安定していることを確認したら、トイレットペーパーの量や位置を確認し、介護者は外に出て、声の聞こえる位置で待機します。

3 衣服を整えて車いすに座る

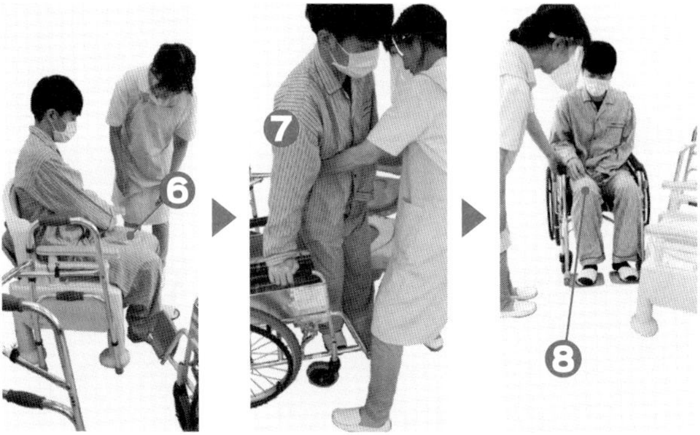

●動作	●声かけ
❻ 下着やズボンを途中まで上げてから、ゆっくりと立ち上がってもらう。	❻ 下着とズボンを少し上げてから、ゆっくり立ち上がっていただけますか。
❼ 下着やズボンを上げて衣服を整える。	❼ 下着とズボンを上げていただけますか。
❽ 体の向きを変えて、車いすに座ってもらう。	❽ 車いすに座っていただけますか。深く座っていただけますか。

ここに注意！

- 排泄後は便の状態を確認し、異常があったときは医師や看護師に伝えます。

POINT 44 ポータブルトイレの介助

One Point

ポータブルトイレは、ベッドの足元側の脇に置きます。カーテンを閉めたり衝立《ついたて》で仕切るなど、プライバシーの保護にも配慮しましょう。膝にタオルをかけるのもいいでしょう。

▼左麻痺がある場合

1 ベッドから立ち上がる

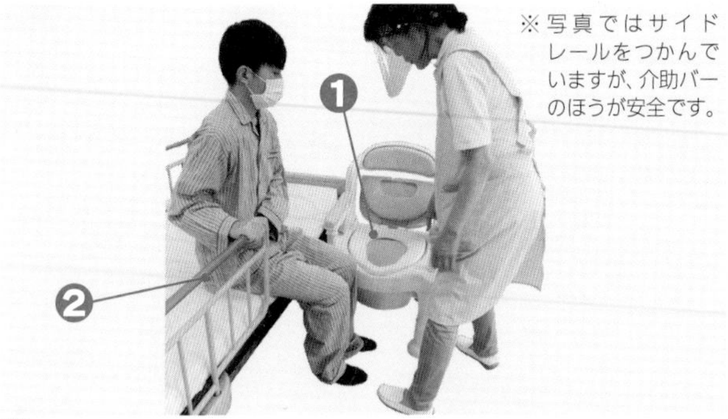

※写真ではサイドレールをつかんでいますが、介助バーのほうが安全です。

●動作	●声かけ
❶ 排泄の意思を確認し、仰臥位の状態から見てベッドの健側（右側）の足元に、ポータブルトイレを置く。	❶ トイレに行きましょうか。
❷ 起き上がってベッドに腰かけてもらう（端座位）。	❷ 起き上がっていただけますか。
❸ うまく立ち上がれない場合は、介護者の首に手を回してもらい、前かがみになるようにして立ち上がってもらう。	❸ 右手（健側の手）で介助バーにつかまりながら、立ち上がっていただけますか。

2 ポータブルトイレに座る

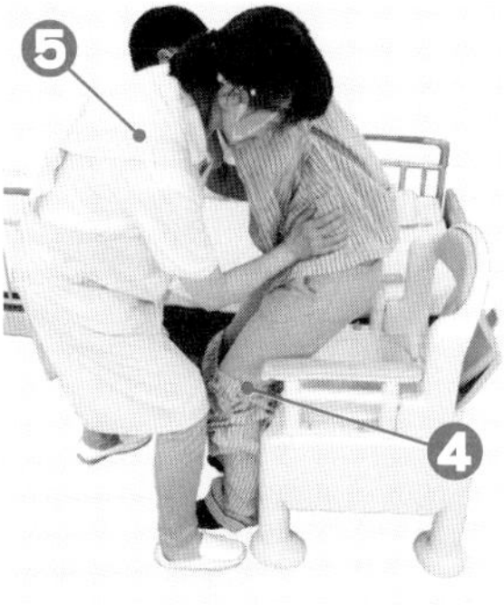

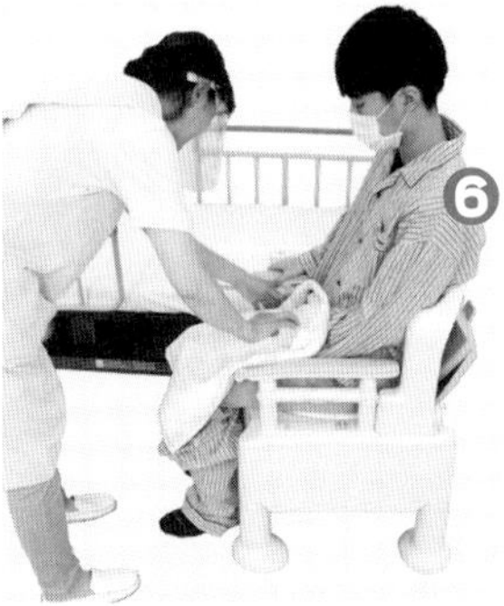

● 動作

❹ 健側（右）の足を軸にして、腰を回転しながら体の向きを変えてもらう。
❺ うまくできない場合や患側（左側）は、介護者の肩につかまってもらい、下着やズボンを下げるのを介助する。
❻ ゆっくりとポータブルトイレに座ってもらう。

● 声かけ

❹ 私につかまりながら、体の向きを変えていただけますか。
❺ 下着を下ろしていただけますか。
❻ 私につかまりながら、ゆっくり便座に座っていただけますか。座り心地は大丈夫ですか。終わったらお呼びください。

ここに注意！

- ベッドからの立ち上がりやポータブルトイレに座る際の介助については、第１章や第２章を参照してください。
- ポータブルトイレは足底が床につく高さに調節します。
- 座位が安定していることを確認したら、トイレットペーパーを確認し、介護者は外に出て待機します。
- プライバシーにも配慮し、居宅でもバスタオルなどをかけるといいでしょう。
- 排泄後は便の状態を確認し、異常があったときは医師や看護師に伝えます。

3 衣服を整えてベッドに戻る

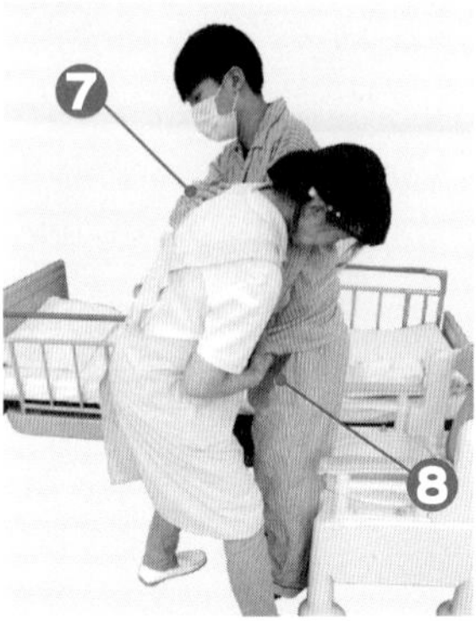

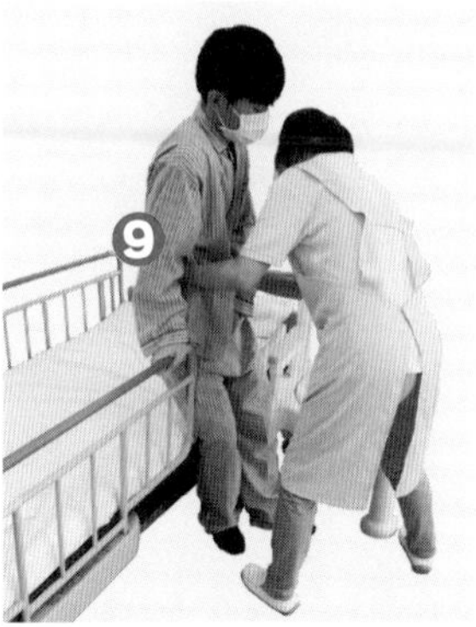

●動作	●声かけ
⑦ 便座に座った状態で下着やズボンを途中まで上げてから、介護者の首に手を回してもらい、前かがみになるようにして立ち上がってもらう。	⑦ 下着とズボンを少し上げてから、私につかまりながら、ゆっくり立ち上がっていただけますか。
⑧ うまくできない場合や患側（左側）は、介護者の肩につかまってもらい、下着やズボンを上げるのを介助する。	⑧ 下着とズボンを上まで上げていただけますか。
⑨ ポータブルトイレからベッドに移乗する際は、できるところまで自分でやってもらい、必要に応じて介助する。	⑨ 右手（健側の手）で介助バーをつかみながら、右足（健側の足）を軸に体を回転させ、ベッドに座っていただけますか。

column ベッドでの排泄介助

〔排泄を助ける用具〕

◉差し込み尿器

尿意はあるがトイレでの排泄が困難な人が、ベッド上で排尿するための道具。

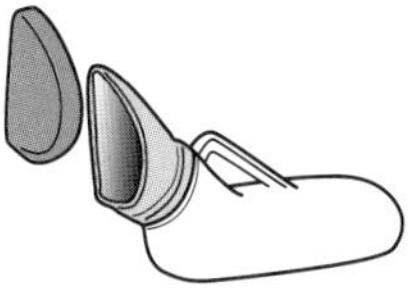

◉差し込み便器

便意はあるがトイレでの排泄が困難な人が、ベッド上で排便するための道具。

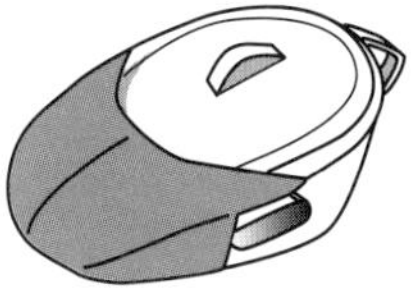

◉特殊尿器（自動採尿器）

トイレでの排泄が困難な人が、ベッド上で排尿するための機械。

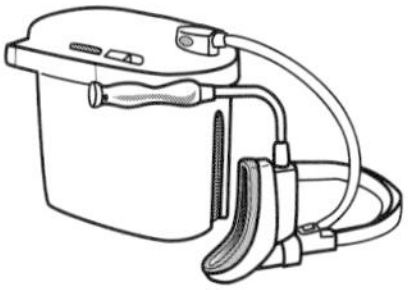

〔尿器の介助〕

◉尿意があってもトイレでの排泄が難しい場合には、ベッド上で尿器を利用します。男性用と女性用がありますが、女性は差し込み便器のほうがいいでしょう。

◉プライバシーの保護はもちろん、自尊心を保てるような配慮も必要です。

◉尿意があっても伝えられない場合には、さまざまなしぐさで尿意を示していることが多くあります。介護者は、利用者の尿意の表現を見逃さないように気を付けましょう。

◉使用後は、尿をトイレに流して、尿器を洗います。

◉排泄の介助のあとはしっかりと手洗いをするなど、衛生面も気を付けましょう。

〔差し込み便器の介助〕

◉便意があるのにトイレでの排泄が難しい場合には、ベッド上で差し込み便器を利用します。女性の場合は、排尿の際にも差し込み便器を利用するといいでしょう。

◉プライバシーの保護はもちろん、自尊心を保てるような配慮も必要です。

◉差し込み便器を使用するときは、腰の下に防水シートを敷きます。

◉飛び跳ねの防止などのために、便器の中にトイレットペーパーを敷いておくのもいいでしょう。

◉腰を上げられない場合などは、体を側臥位にして、腰を支えながら便器をあてて、仰臥位に戻します。排泄後は陰部を拭いて（洗浄して）から側臥位にして便器を外し、肛門部を拭いてから仰臥位に戻します。

◉女性の場合、排尿の際はトイレットペーパーを陰部にあてて、できれば手で持ってもらいます。

〔おむつの種類〕

◉テープ型

寝たきりの人などに適していて、脇をテープで留めて利用する。

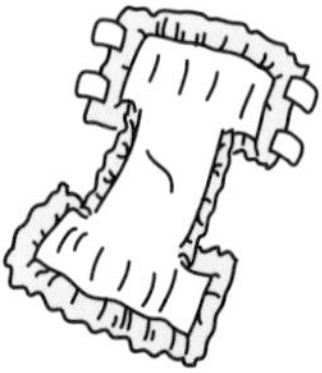

◉パンツ型

パンツの形なので、下着と同じように脱ぎはきできる。

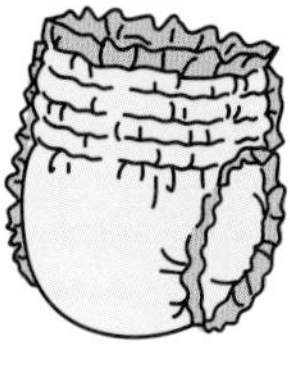

◉フラット型

平面的な形で、おむつカバーをつけて利用する。

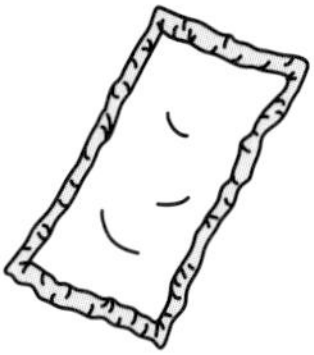

◉ひょうたん型

局部にフィットしやすいように工夫した形で、おむつカバーをつけて利用する。

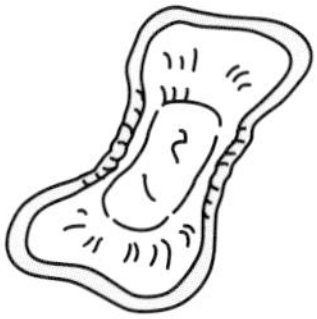

◉パッド型

テープで下着などに留めて利用する。

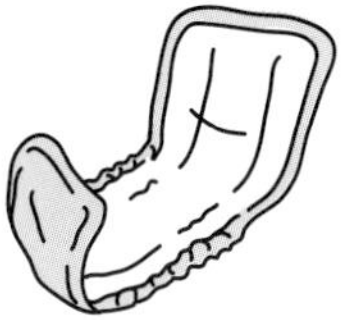

〔おむつ交換〕

◉尿意や便意がなかったり、下半身に麻痺があるなど、自力での排泄が難しい場合にはおむつを使用しますが、できる限りおむつに頼らないようにすることが大切です。

◉プライバシーの保護はもちろん、自尊心を保てるような配慮も必要です。

◉おむつ交換に際しては、グローブやエプロンを身に付けます。

◉おむつのテープは、上のテープは下向きに、下のテープは上向きに貼ります。腹部のテープは、指 2 本が入る程度のゆるみがあるように加減します。

◉おむつとおむつカバーを重ねて使う場合も、同様です。

◉おむつと尿取りパッドを重ねて使うと、おむつが汚れるまでは、尿取りパッドだけの交換ですみます。利用者の状態に応じて、工夫しましょう。

介護の基礎知識 ⑥
安全に入浴するために

入浴には、体を清潔に保ったり血行を良くするだけでなく、リラックスしたり疲れを癒したりと、いろいろな効果があります。しかし、浴室や浴槽は滑りやすく、転倒の危険が伴います。入浴時には、安全対策を心がけましょう。

◉脱衣室と浴室を暖かくする

冬の寒い時期はとくに、脱衣室や浴室と浴槽（湯）の温度差が原因で、ヒートショックと呼ばれる急激な血圧の変化などの体への悪影響が生じがちです。命にかかわることもあるので、十分な注意が必要です。

入浴前には、脱衣室の暖房を入れたり、浴室はシャワーを出したり浴槽のふたを外したりして、室温が22～24度くらいになるように暖めておきましょう。

◉体調を確認する

空腹時や満腹時（食事直後）の入浴は避けるようにします。また、利用者の体調を確認し、体調が悪いときにも入浴を避けます。

持病がある場合には、かかりつけの医師に入浴の可否や適切なお湯の温度、入浴時間などを確認しておきましょう。

◉ぬるめのお湯で長湯はしない

熱いお湯につかったり、長湯をすると、血圧が変化しやすくなって危険です。また、ぬるいお湯で長湯をするのも、立ちくらみなどを起こす危険があります。

38～41度くらいの少しぬるめのお湯に、5分くらいつかるのがいいでしょう。リラックス効果もあります。

なお、浴槽につかったときの水位は、胸くらい（心臓より下）になるようにします。

◉福祉用具で転倒を防ぐ

浴室や浴槽内は滑りやすいので、壁に手すりを付けたり、滑り止めのマットを敷いたりして、転倒防止を心がけます。

浴室内での転倒防止や、入浴の介助用の福祉用具には、さまざまなものがあります。利用者の状態に応じて、必要な福祉用具を利用しましょう。

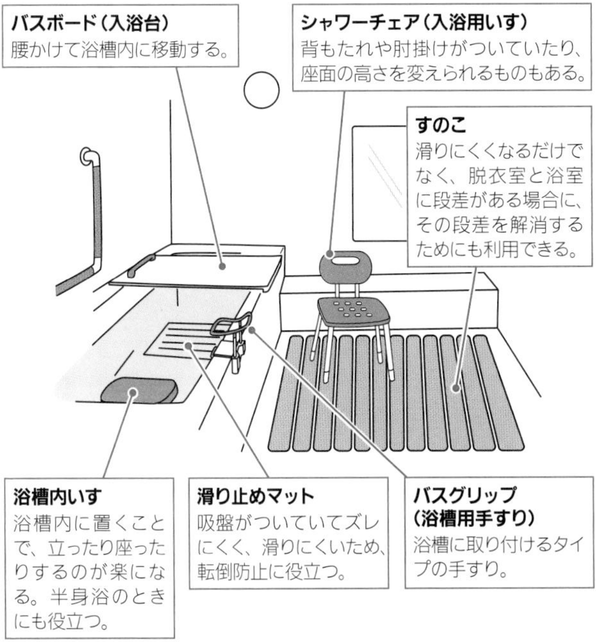

◉入浴後のケア

入浴中は、利用者の皮膚の状態にも注意しましょう。発疹や傷などがないか確認し、何か異常があれば、医師に診てもらいましょう。

肌が乾燥している場合は、保湿クリームや、症状に応じた軟膏などを塗り、ケアをします。

入浴後の水分補給も忘れないようにしましょう。

索　引

ま行

や行

ら行・わ行

■著者紹介

日本キャリアパスアカデミー

「勉強する時間がない」という環境で試験にチャレンジする方のために、最小限の時間で合格できるように、教材開発や授業運営を行い、非常に高い合格実績を誇る。
ケアマネジャー試験対策をはじめ、介護福祉士国家試験対策、福祉住環境コーディネーター試験対策、実務者研修、初任者研修、福祉用具専門相談員、喀痰吸引等研修など、多くの講座を実施しており、受講生のキャリア形成を支援する教育サービスを提供している。

◉表紙デザイン …………………… 釣巻デザイン室
◉表紙イラスト …………………… 加藤マカロン
◉本文デザイン／レイアウト … 田中 望
◉本文イラスト …………………… 安藤しげみ

【ポケット介護《かいご》】
［見《み》てわかる］介護《かいご》の技術《ぎじゅつ》
自立《じりつ》につなげる動作《どうさ》と声《こえ》かけ

2021年 4月 27日 初版 第1刷発行

著　者　日本《にほん》キャリアパスアカデミー
発行者　片岡 巌
発行所　株式会社 技術評論社
東京都新宿区市谷左内町21-13
電話 03-3513-6150 販売促進部
03-3513-6166 書籍編集部
印刷／製本　日経印刷株式会社

定価は表紙に表示してあります。

ISBN978-4-297-12011-5 C2047
Printed in Japan

本書の内容に関するご質問はFAXまたは書面にてお送りください。弊社ホームページからメールでお問い合わせいただくこともできます。

【書面の宛先】
〒162-0846
東京都新宿区市谷左内町21-13
株式会社技術評論社　書籍編集部
『【ポケット介護】
見てわかる 介護の技術』係

【FAX】03-3513-6183

【URL】https://gihyo.jp/book